死の質

エンド・オブ・ライフケア世界ランキング

Economist Intelligence Unit　著

丸 祐一・小野谷 加奈恵・飯田 亘之　訳

東信堂

Economist Intelligence Unit,
The quality of death: Ranking end-of-life care across the world
ⓒEconomist Intelligence Unit 2010–reproduced with permission

Japanese translation rights arranged with
Economist Intelligence Unit by Nobuyuki IIDA

目次／死の質——エンド・オブ・ライフケア世界ランキング

謝辞·· v
本報告書の概要·· 3
　　定義に関するメモ (5)
序説：エンド・オブ・ライフに対処する新たな挑戦 ············· 11

1．死の質指数·· 15
　　死の質指数の算出方法 (15)
　　　高い死の質 ··· 16
　　　低い死の質 ··· 20

2．エンド・オブ・ライフケアの文化的な課題········ 27
　　　死と死んでゆくことへの様々な態度············· 27
　　　各国の議論の水準 ·· 30
　　法と死ぬ意思決定 (33)
　　死に対する3つの対照的な態度 (35)

3．エンド・オブ・ライフケアの経済····················· 39
　　　資金援助の様々なモデル··· 39
　　ルーマニア：最悪の状態からリーダーへ (41)
　　ケイララ州：コミュニティに根ざしたモデル (45)
　　　長期入院患者がバランスを変える ················ 48

4．エンド・オブ・ライフケアにおける
　　政策上の問題·· 51
　　　政府の認識 ··· 51
　　オピオイドの利用可能性と使用 (53)

主流のヘルスケアサービスへエンド・オブ・ライフケアを組み入れること ………………………… 55
- ウガンダ：アフリカの灯台 (58)

在宅ケアの能力を高める ……………………………… 60
- 教育研修の重要性 (62)

5．結論 ……………………………………………… 65

付録：指数の算出方法 ……………………………… 67

訳者あとがき ………………………………………… 73

凡例

（1）本書は Economist Intelligence Unit, *The Quality of Death : Ranking end-of-life across the world*, A report from the Economist Intelligence Unit commissioned by Lien foundation, 2010 の全訳である。
（2）本訳書の ［ ］は訳者による補足・追加であることを示す。
（3）本訳書の【 】は原著に基づくものである。

この報告書と死の質指数に関するさらに一層多くの情報に関しては：
www.eiu.com/sponsor/lienfoundation/qualityofdeath　参照。

謝辞

エコノミスト・インテリジェンス・ユニットは、本報告書作成のための取材で、緩和ケアの専門家、医師、医療経済学者、医療社会学者といった世界中の多くの専門家にインタビューを行った。貴重な時間を割いて頂き、その考えを伺うことができて非常に感謝している。以下に挙げた専門家の方々は本報告書のために我々がインタビューをした方だけであり、**死の質指数**を作成するに当たって助言を求めたすべての方ではない。**指数**の作成や本報告書のいくつかの所見については、必ずしも名簿に挙がっている方々が関与したということを意味するものではなく、エコノミスト・インテリジェンス・ユニットが全責任を負うものである。

シンシア・ゴウ（Cynthia Goh）博士（リーアン緩和ケアセンター長、世界緩和ケアアライアンスの共同議長、アジア太平洋ホスピス緩和ケアネットワーク議長）には、本プロジェクトの全体にわたって時間を惜しまずアドバイスをいただいた。特に感謝申し上げたい。

本報告書はサラ・マレー（Sarah Murray）が執筆し、デイヴィット・ライン（David Line）が編集した。調査のアシスタントはアナ・モリス（Anna Morris）が務め、デザインはガーディ・タム（Gaddi Tam）が担当した。死の質指数の立案と作成は、トニー・ナッシュ（Tony Nash）、佐野浩史（Hirofumi Sano）およびマノージュ・ヴォーラ（Manoj Vohra）が率いるエコノミスト・インテリジェンス・ユニット調査チームが行った。

■インタビューをさせていただいた方々：

シャロン・バクスター（Sharon Baxter），カナダホスピス緩和ケア協会常任理事(Executive Director, Canadian Hospice Palliative Care Association)

セシリア・チャン（陳麗雲 Cecilia Chan），香港大学健康行動センター長（Director, Centre on Behavioral Health, University of Hong Kong）

ジェニー・チン・ハンセン（Jennie Chin Hansen），AARP 理事長（President, AARP＊）（US）

デイヴィット・クラーク（David Clark），グラスゴー大学ダムフリース・キャンパス理事、社会学者(Director and Sociologist, Dumfries Campus, University of Glasgow)；ランカスター大学国際エンド・オブ・ライフケア・オブザーバトリー創立者(Founder, International Observatory on End of Life Care, Lancaster University)（UK）

スティーブン・コナー（Stephen Connor），世界緩和ケアアライアンス上級役員（Senior Executive, Worldwide Palliative Care Alliance）（US）

デイヴィット・カロウ（David Currow），キャンサー・オーストラリア最高責任者（Chief Executive, Cancer Australia）

ペドロ・ゴウザロウ（Pedro Gozalo），ブラウン大学助教授（Assistant Professor, Brown University）；医療経済学者，老年学とヘルスケア研究センター所属(Health Economist、Center for Gerontology and Healthcare Research)（US）

エリザベス・グワイサー（Elizabeth Gwyther），南アフリカホスピス緩和ケア協会最高責任者(Chief Executive, Hospice Palliative Care Association of South Africa)

柏木哲夫(Tetsuo Kashiwagi)，日本ホスピス緩和ケア協会理事長(President, Japan Hospice Palliative Care Foundation)

ポール・ケクリー（Paul Keckley），デロイトヘルスソリューションセンター代表取締役(Executive Director, Deloitte Center for Health Solutions)（US）

アラン・ケリヒア Allan Kellehear），バース大学社会学教授(Professor of Sociology, Bath University)（UK）

サレシュ・クマー（Suresh Kumar），インド、ケイララ州、医科大学、緩和ケア研究所、所長（Director, Institute of Palliative Medicine, Medical College,

---

＊ （訳注）American Association of Retired Persons

謝辞　vii

Kerala, India）

ルーオウ・ジー‐ラン（羅冀蘭 Luo Ji-Lan），中国ライフケア協会事務局長（Secretary-general, Chinese Association for Life Care）

マー・クー（马克 Ma Ke），クンミン（昆明）市第三人民医院ホスピス部長（Director, Third People's Hospital of Kunming Hospice Department）（China）

ジョーン・マーストン（Joan Marston），南アフリカホスピス緩和ケア協会小児科部長（Paediatric Manager, Hospice Palliative Care Association of South Africa）；世界緩和ケアアライアンス、国際小児緩和ケアネットワーク議長（Chair, International Children's Palliative Care Network, Worldwide Palliative Care Alliance）（South Africa）

ダイアン・マイア（Diane Meier），緩和ケア推進センター長（Director, Center to Advance Palliative Care）（US）

アン・メリマン（Anne Merriman），ホスピス・アフリカ創立者（Founder, Hospice Africa）（UK and Uganda）

シーラ・ペイン（Sheila Payne），国際エンド・オブ・ライフ・ケアオブザーバトリー理事（Director, International Observatory on End of Life Care）；ランカスター大学ホスピス研究、ヘルプ・ザ・ホスピス教授（Help the Hospices Professor of Hospice Studies, Lancaster University）（UK）

デイヴィット・プレイル（David Praill），ヘルプ・ザ・ホスピス最高責任者（Chief Executive, Help the Hospices）；世界緩和ケアアライアンス共同議長（Co-Chair, Worldwide Palliative Care Alliance）（UK）

ルーカス・ラートブルフ（Lukas Radbruch），ヨーロッパ緩和ケア協会理事長（President, European Association for Palliative Care）

ラージャゴパル（MR Rajagopal），パリウムインディア委員長（Chairman, Pallium India）

インウェイ・ワン（王英伟 Yingwei Wang），ツージー（慈済）大学ハートロータス・ホスピス准教授（Associate Professor, Heart Lotus Hospice, Tzuchi University）（Taiwan）

死の質
エンド・オブ・ライフケア世界ランキング

本報告書の概要

　「クオリティ・オブ・ライフ」は、一般によく知られている言葉である。人類の努力の大半は、個人のためであろうと共同体のためであろうと、紛れもなくクオリティ・オブ・ライフの改善を目指しており、結局のところ「クオリティ・オブ・ライフ」の概念が、公共政策と民間事業のほとんどの側面を特徴づけている。近年、クオリティ・オブ・ライフが大幅に向上したこと、すなわち人間がかつてないほど(平均して)長寿で健康的になったことは、ヘルスケアの進歩のおかげである。しかし、「クオリティ・オブ・デス」は別問題である。何人も死を避けて通ることはできないにもかかわらず、死を凝視することは苦痛であり、多くの文化で死はタブーである。死についてオープンに意見を交わすことができたとしても、ヒポクラテスの誓い—紛れもなくすべての治療医学(curative medicine)の原点—が示唆する様々な義務は、エンド・オブ・ライフでの緩和ケアの差し迫った必要性と簡単には調和するものではない。患者が回復する見込みのないエンド・オブ・ライフでの緩和ケアでは、医師(もしくは、大部分は世話をする人)の役割は、むしろ死が近づいてくるときの苦しみをできる限り減らすことにある。人々は往々にして、そのようなケアを全く利用できない。**世界緩和ケアアライアンス**(Worldwide Palliative Care Alliance、WPCA)によれば、ホスピスや緩和ケアを必要とする人々(ケアにあたって援助や補助を必要とする家族や介護者を含む)は毎年1億人を超えるが、実際に利用できるのはそれを必要とする人々の8％に満たない。

　最先端の医療制度を有する豊かな国々を含め、多くの国々では、人々の寿

命が延びて高齢者が増加しているということで、すぐにでもエンド・オブ・ライフケアの必要性が急増する可能性があるにもかかわらず、緩和ケアに関する戦略を包括的なヘルスケア政策に組み込んでいる国はほとんどない。世界的に見ても、緩和ケア教育がヘルスケアの教育カリキュラムに含まれていることは稀である。緩和ケアやエンド・オブ・ライフケアの専門施設は、国の医療制度の一部門でないことが多く、その多くはボランティアまたは慈善のステータスのものに頼っている。また、鎮痛剤を使うことができるかどうかは、苦しみをできる限り少なくするための最も基本的な課題であるが、それが違法に使われたり不正に取引されたりするのではないかという懸念から、悲惨なことに世界のほとんどの地域で十分には使えない状態にある。その結果、死を目前にした人々だけではなく、その人々が大切に思っている人々に計り知れない多くの苦しみがもたらされている。緩和ケアがより幅広い保健政策の中に深く統合され、そして「クオリティ・オブ・デス」を高めることにつながるエンド・オブ・ライフケアの水準の改善を図ることで、明らかに、人類のクオリティ・オブ・ライフもまた大幅に向上するだろう。

　エコノミスト・インテリジェンス・ユニットは以上のことを念頭に置いて、シンガポールの慈善団体であるリーアン財団による委託を受けて、さまざまな国をエンド・オブ・ライフケアの提供状況に照らしてランク付けする「**クオリティ・オブ・デス（死の質）」指数**を立案した。総合ランキングとその指数の算出方法を要約したのが本報告書の第1章である（最終スコアの表は17頁を、指数の算出方法の詳細については付録を参照）。指数の調査結果と国別スコアの詳細な説明については、次のウェブサイトでも見ることができる。www.qualityofdeath.org

　エコノミスト・インテリジェンス・ユニットは、死の質指数に加えて、死の質指数のランキングによって定量化される死の質と関連する諸問題を扱う本報告書のために、世界中の専門家にインタビューを行い、またエンド・オブ・ライフケアのテーマに関する先行研究を検討した。死ぬことに関連した複雑な文化的・倫理的・社会学的な諸問題の全てを指数に盛り込むことはで

定義に関するメモ

　終末期患者のケアの過程を記述するための用語の定義は様々である。この報告書では、「緩和ケア」の語は以下のWHOの定義に準拠して用いる：

　"緩和ケアとは、生命を脅かす疾患による問題に直面している患者とその家族に対して、痛みやその他の身体的問題、心理的・社会的問題、スピリチュアルな問題を早期に発見し、的確な評価と治療を行うことによって、苦しみを予防し和らげることで、生活の質を改善するアプローチである。＊

　"緩和ケアは、
- 痛みやその他の苦しみをもたらす症状を軽減する
- 生命を肯定し、死んでゆくことを自然な過程とみなす
- 死を早めようとも引き延ばそうともしない
- 患者のケアの心理的側面ならびにスピリチュアルな側面を統合する
- 患者が死に至るまで、できる限り積極的に生きることを援助するための支援システムを提供する
- 家族が患者の療養中の問題や患者との死別後の悲嘆に対処できるように援助するための支援システムを提供する
- 患者ならびに家族のニーズ—もし必要とされるならば死別後の悲嘆のカウンセリングを含む—に応えていくためにチームアプローチをする
- 生活の質を高め、おそらく病気の経過にも良い影響を与えるであろう
- 化学療法や放射線療法といった延命のための他の治療法と併用して病気の早期から適用でき、そしてまたつらい臨床的な合併症をよりよく理解し対処するために必要な研究を含んでいる[1]。"

　本報告書における「エンド・オブ・ライフケア」は、緩和ケアを含んでいるが、死の質と関係のあるより広いケアの社会的、法的要因、ならびにスピリチュアルな要因にも留意する。

　本報告書における「ホスピスケア」は、特記される場合を除き、専門機関でのケアを意味する。（北米では、「ホスピスケア」とは一般にエンド・オブ・ライフケアを意味するものと解されており、在宅ケアを意味することもあることに、注意が必要である。）

　＊　訳注：『がん対策基本計画』平成24年、12頁。

きなかったが、その多くは以下の諸章で質的に検討する。(死の質指数、ならびに本報告書では暴力や事故による死については扱わない。それが世界的に見てエンド・オブ・ライフの苦しみの大きな原因であることは疑いないが、このような死を回避する対策とヘルスケアの水準とはほぼ無関係だからである。)本報告書はまた、死の質指数の調査結果をその背景となっている事情と関連づけて理解し、不治の病気に罹患した人が直面する死の質の問題を改善しようとする際にその国の政策決定者が検討しなければならない諸問題を明らかにしようと努めた。本報告書の主な調査結果は以下の通りである。

● **クオリティ・オブ・デスで世界の先端を行くのは英国である。多くの先進国は英国と同じ水準に達するよう取り組まなければならない。**

英国は、ホスピスケアのネットワークを有し、法律に基づいてエンド・オブ・ライフケアを行うことで世界の先端をいっている。死の質指数で、評価した40カ国中1位である。英国の医療制度は完璧と言うにはほど遠いが(実際、総合スコアの20%を占める**基本的なエンド・オブ・ライフヘルスケアの環境**部門では英国は28位である)、国民の認知度・教育研修機会の利用可能性・鎮痛剤の使用・医師患者関係の透明性などの指標を含む**エンド・オブ・ライフケアの質**部門(総合スコアの40%を占める)では1位である。しかし、豊かな国の多くが総合スコアで大きく遅れをとっている。デンマーク(22位)、イタリア(24位)、フィンランド(28位)、韓国(32位)などがそうした国々である。これらの国々では、しばしばケアの質が低いだけでなく、それを利用することも困難で、政策の調整が十分に行われていない。

● **緩和ケアを改善するには、死の受け止め方や死をタブー視する文化と戦うことが極めて重要である。**

死と死んでゆくことは、例えば中国の文化のように、いくつかの文化ではそれらがタブー視されるようにまでなっている。西欧社会では、死は医療の中に組み込まれ(medicalised)、多くの場合、治療のための処置が緩和ケアよ

り優先される。米国では、エンド・オブ・ライフケアに関する議論が、幾度となく生命の尊厳が最も重要であるとする宗教的感情を煽っている。「ホスピスケア」は、しばしば「あきらめ」を連想させるが、このような感じ方が問題を複雑にしている。

● **安楽死や医師による自殺幇助についての公的な論争は、人々の意識を高めるかもしれないが、それらは死の中でもごく少数の死にしか関係がない。**

　これらの問題に関する論争は、メディアの注目を最も集めてはいるが、それに関係するのは末期疾患患者のなかのごく少数の人々だけである。(従って「蘇生処置拒否」指示の法的な位置づけについては死の質指数の評価対象としたが、これらの問題に関する政策は評価対象としなかった。)それにもかかわらず、こうした問題によって政策決定者にもたらされる圧力は、緩和ケアを改善するきっかけとなりうる。例えば、オーストラリアでは、連邦議会が北部準州の1996年施行の安楽死法を無効としたことが、結果的には、政府によるエンド・オブ・ライフケアへの財政的支援の増額につながった。

● **鎮痛剤を使用できるかどうかが最も重要な実践的課題である。**

　すべての緩和ケアは疼痛管理に始まる。オピオイド(モルヒネとそれに相当するもの)を使用できるかどうかが、エンド・オブ・ライフケアの質の根本に関わっている。しかし、世界中で約50億の人々がオピオイドを利用できないでいる。それは、薬剤が違法に使われたり不正に取引されたりするのではないかという懸念からである。多くの医師や看護師はオピオイドの投与法についての知識がなく、そうした教育研修が行われていないこともまた問題である。

● **政府によるエンド・オブ・ライフケアの財政的支援は乏しく、また多くの場合従来型の治療が優先されている。**

　多くの国において、エンド・オブ・ライフケアを行っている団体は、それ

らを支援する慈善の寄付や慈善活動に頼っている。国の医療制度や国民保険で緩和ケアの処置を利用できる国でさえそうである。米国では、公的な医療保険で緩和ケアを利用できるものの、緩和ケアについて給付を受けるためには根治療法をあきらめなければならない(これは例えば英国の状況と異なる。英国では両方の治療を継続して受けることができる)。

● **緩和ケアをより一層行えば、医療費の支出をより一層減らすことができるかもしれない。**

緩和ケアは、地域ケアや在宅ケアの割合を増やすことで、入院費と緊急入院にかかる費用を減らすことができる。特に重要な医療制度改革法案が最近可決された米国ではこの点が論争の的になりそうである。ある研究によれば、スペインでは、2006年、病院での従来型の治療を緩和ケアに転換し、在宅ケアを増やし、救急救命室の利用を減らしたことで、1992年の調査と比較して、61%も医療費支出が削減された。しかし、がん以外の患者の緩和ケアの費用はがん患者の緩和ケアよりも高い。そして高齢化が進むにしたがって、全般的にさらに一層エンド・オブ・ライフケアが必要となるだろう。

● **政府上層部の政策の必要性の認識と政策への支持が極めて重要である。**

ウガンダやインドのケイララ州のような、開発途上国における先駆的な地域は、政府上層部による緩和ケア戦略への支持が重要であることを示している。国レベルでの政策を実施しているのは、死の質指数の中でまだ7カ国だけである(他に4カ国が現在実施に向けて動いている)。他の国々では、まとまった国家政策を実施するまでには国レベルでの意識が形成されていない。すなわち、(欧州評議会が表明したような)首脳レベルで一般的見解を支持する声明を出すだけでは不十分である。あるインタビュー相手の言葉を借りれば、エンド・オブ・ライフケアは、「政策の本流に入り込ま」なければならない。緩和ケアを国家の医療制度により深く統合することもまた極めて重要である。

● **緩和ケアを医療施設で行う必要はないが、より多くの教育研修が必要である。**

　多くの緩和ケアは在宅で行うことができるし、また現実に行われている。実際、米国で緩和ケアを受ける人々の75%以上が自宅で亡くなっている。これは多くの場合、従来型の治療医学では無視されるかもしれない患者の希望を表すものである。とはいえ、能力の育成、とりわけ介護者の教育研修が、高水準の適切な在宅ケアを可能にするにあたっては必要である。開発途上国の人々が携帯電話で医師と連絡をとるにしても、先進的なシステムで医療機器のリモートモニタリングを可能にするにしても、在宅でエンド・オブ・ライフケアを提供するにはテクノロジーがますます重要になるだろう。

注
1　次のウェブサイトで入手できる。
　　http://www.who.int/cancer/palliative/definition/en/.
　　WHOは小児科の緩和ケアの定義をも行っている。しかし死の質指数あるいはこの報告書では検討しない。

序説：エンド・オブ・ライフに対処する新たな挑戦

　もうすぐ、人類史上はじめて、65歳以上の人口が5歳以下の子どもの人口を上回る。ここ数年のうちにはそうなるだろう。65歳以上の人口は開発途上国でより急速に(140%ずつ)増加しており、2030年には、10億人(あるいは世界人口の8人に1人)に達すると予想される[2]。老齢人口のもたらす様々な影響を複雑にしているのは、出生率の低下である。特に先進国ではそうである。国ごとに事情は異なるが、このような急速な人口動態の変化は、世界各国の政府に劇的な影響を与えている。

　第一に、労働者人口の扶養家族に対する比は、急速に減り続けており、特に中国では、一人っ子政策のために歳をとった両親を世話する子どもが少なくなっている。インドのような開発途上の国々では、特に農村地域で、今でも非常に多くの年少人口を抱えているが、親と祖父母は高齢化しており、彼らの中間にいる人々は、よりよい生活を求め、しばしばその家を離れている。

　ヨーロッパの人口は最も高齢化が進んでいたが、米国がそれに追いつきつつある。**ピュー研究所**(Pew Research Center)によれば、1900年には人口の4%しかなかった65歳以上の人口が、いまや13%を占めている。2050年までには、アメリカ人の5人に1人が65歳以上となり、85歳以上の人口は(現在の2%から)約5%になる。このことは、米国が日本・イタリア・ドイツの現在の人口動態とおおよそ同じ水準に達するということである[3]。

　特に先進国では、伝染性疾患や感染症での死亡者数が少なくなり、確かに人々の寿命は延び、より健康的な生活を送っている。WHOによれば、

2030年までには、生活習慣病が全死亡の3/4を占めると予想されている[4]。しかし、寿命が長くなるにつれ、管理がより難しく費用もかかる老化による多くの複合疾患(complex disease)が生じる。例えば、心臓発作で死亡するというよりはむしろ、心疾患と折り合いをつけながら生活する人がますます多くなる。そして多くの人々が90歳代や100歳代まで長生きしているが、健康に問題が無い人の割合は減っている。

このことはエンド・オブ・ライフケアを行うコミュニティにとって、新しくて複雑な問題を突き付けている。というのは、多くのホスピスや緩和ケアサービスが誕生したきっかけであるがんについては、予後の予測がかなりよく出来るようになってきているが、循環器疾患・認知症・アルツハイマー病・関節炎・糖尿病などについてはがんほどには予後を予測できないからである。こうした慢性疾患は、それに伴って生じる様々な症状とともにゆっくりと衰弱をもたらす。その症状のほとんどのものには何とか対応できるがいずれのものもそのことで死に至るかもしれないものである。

結果的に、エンド・オブ・ライフケアサービスの需要は急増する可能性が高い。ホスピス運動はかなりの成果を挙げているものの、依然として極めて大きな隔たりがある。高齢化という人口動態上の問題が最も顕著な形で現れる可能性の高い開発途上国でそうした状況がしばしば生じている。ほとんどの人がそのようなケアを全く利用できないでいる。**世界緩和ケアアライアンス**によれば、ホスピスや緩和ケアを必要とする人々（ケアの援助や補助を必要とする家族や世話をする人々を含む）は毎年1億人を超えるが、実際に利用できるのはそれを必要とする人々の8％に満たない。

いくつかの国にはエンド・オブ・ライフに対処する充実したサービスがある。例えば英国は、かなり先んじており、**セント・クリストファー・ホスピス**を1967年に設立したデイム・シシリー・サンダース(Dame Cicely Saunders)が先頭に立って活動したことによって、献身的なホスピス運動を定着させるにあたって世界で指導的な役割を果たしてきた。米国がこれに続いたのは1970年代である。1988年には、オーストラリアヘルスケア協定に

緩和ケアが正式に記されたことで、オーストラリア連邦政府は州と準州による緩和ケアへの医療費の支出に財政的支援をすることとなった。**国際エンド・オブ・ライフケアオブザーバトリー**（International Observatory on End of Life Care、IOELC、英国ランカスター大学にある研究機関）の調査によると、2006年の段階で、150以上の国々がホスピス・緩和ケアサービスを実現しようと積極的な取り組みを行っていたが、サービスが一部の地域に集中し、多くの人々が利用できない実例がたくさんあることも明らかになった。また、ホスピス・緩和ケアサービスが十分なレベルで主流の医療保健サービスと統合を果たしていたのは、調査対象となった234カ国のうち35カ国だけであった[5]。

世界の多くの地域では、ホスピスと緩和ケアは存在していないか、あるいはまだ発達段階であり、WHOによれば、強度あるいは中程度の痛みをコントロールする医薬品を十分に利用できないあるいはまったく利用できない国々に住んでいる人は約50億人いる[6]。一方、先進国では、医療は苦痛や不快やストレスに苦しむことなく人々が死と向き合うことを助けるというよりはむしろ、死を防ぐことに焦点を当て過ぎている。

世界の人口が高齢化するにつれ、各国の政府と保健医療サービスの課題は、長く生きてはいるが虚弱な状態で生きている市民にケアを提供することになるであろう。本報告書の目的は、この厳しさが増してゆく人口動態と貧弱な医療環境を踏まえ、世界で最も先進的な地域と先進的な実践の領域に光をあて、エンド・オブ・ライフケアの利用可能性と質を世界的に改善するためにはどこにより多くの労力をかける必要があるのかを評価することである。

本報告書は2つの調査に基づいている。1つは、**エコノミスト・インテリジェンス・ユニット**による「死の質指数」である。それはエンド・オブ・ライフケアの質とその利用可能性の観点から40カ国をランク付けするものである（指数を作成する際の算出方法の要約については15-16頁の囲み記事を参照。また付録ではより詳細に説明してある）。また、本報告書を作成するために、緩和ケアの専門家、医師、医療経済学者、医療社会学者など世界中の20人以上の専門家に綿密な聞き取り調査を行い、さらにこのトピックに関する先行研究

を検討した。

注

2　Why Population Aging Matters:A Global Perspective, National Institute on Aging, National Institutes of Health, US Department of Health and Human Services, and the US Department of State, 2007.

3　Growing Old in America: Expectations vs. Reality, Pew Research Center, June 2009.

4　The Global Burden of Disease: 2004 Update, World Health Organisation, 2008.

5　Mapping levels of palliativecare development: a global view, International Observatory on End of Life Care, Lancaster University, 2006.

6　"Access to Controlled Medications Programme", World Health Organisation Briefing Note, February 2009.

1．死の質指数

死の質指数の算出方法

　死の質指数は40カ国のエンド・オブ・ライフケアサービスの現状を評価する。その40カ国は、OECDの30カ国と、データが入手できた10カ国である。エコノミスト・インテリジェンス・ユニットの調査チームがこの死の質指数を立案し、データを収集し、幅広い指標（indicator）をもとにモデルを作り上げた。データを取りまとめて検証するために、さまざまな医師や専門家にインタビューを行った。

　指数では、それぞれの国を、基本的なエンド・オブ・ライフヘルスケアの環境、エンド・オブ・ライフケアの利用可能性、エンド・オブ・ライフケアの費用、エンド・オブ・ライフケアの質という4つの部門にわたって採点した。

　24項目の指標は次の3つのカテゴリーに大きく分けられる：

　量的指標：指数の24個の指標のうち11項目は、平均寿命や医療費の対GDP比などの量的データに基づくものである。

　質的指標：指標のうち10項目は、それぞれの国のエンド・オブ・ライフケアの質的評価である。例えば、「エンド・オブ・ライフケアについての国民の認知度」は、それについてほとんど知らない、あるいはまったく知らない場合には1、よく知っている場合には5という5段階のスケールで評価される。

　状態指標：指標のうち3項目は、評価内容の実態を問う指標である。例えば、「政府主導の国家的緩和政策の有無」という指標がそれで、「はい」「いいえ」

「計画中」という3つの形で回答する。

　死の質指数は、データを比較可能にするために、基準に合わせて統一された、基になる指標すべての総計点である。データは部門ごとに集計し、次に、部門スコアを複合し、総合的にまとめる。部門スコアを作るために、各々の基になる指標は、与えられた重みづけにしたがって集計した。その指標の重みづけは、調査のためにインタビューをした専門家とのコンサルテーションを受けて、EIUの調査チームが決定した。各々の部門についても総合スコアのなかで重みづけをした。質の部門を最も重く、総合スコアの40％の重みづけとし、利用可能性は25％、基本的なエンド・オブ・ライフヘルスケアの環境は20％、費用は15％の重みづけとした。

　指数のスコアは小数点第二位まで算出したが、本報告書の図表では四捨五入されている。そのため、ランキングでは順位の異なる国が同じスコアで表示されこともある。

高い死の質

　総合評価で英国、オーストラリア、ニュージーランドといった国々が上位にランクされているのは、こうした国々が相対的に豊かで、先進的な社会基盤が整備されており、エンド・オブ・ライフヘルスケアの国家的戦略を展開することが重要であるとの長年にわたる認識があるということを考え合わせると少しも不思議ではない。英国が死の質ランキングの1位を占めているが、その理由の一つは、この分野で英国が一足先にスタートを切っているからである。英国ランカスター大学IOELCのシーラ・ペイン（Sheila Payne）所長は次のように言う。「英国は、ホスピスが慈善によって持続的に発展を遂げたおそらく最も長い歴史のある国であり、ごく最近になって法律に基づくわずかな関与と出資が始まっています」。さらに英国は、国民の認知度、教育研修機会の利用可能性、鎮痛剤の使用、医師患者関係の透明性などの指標を含むエンド・オブ・ライフケアの質部門で1位である。この部門は死の質指数で最も重要であり、総合スコアの40％を占めている。

1. 死の質指数　17

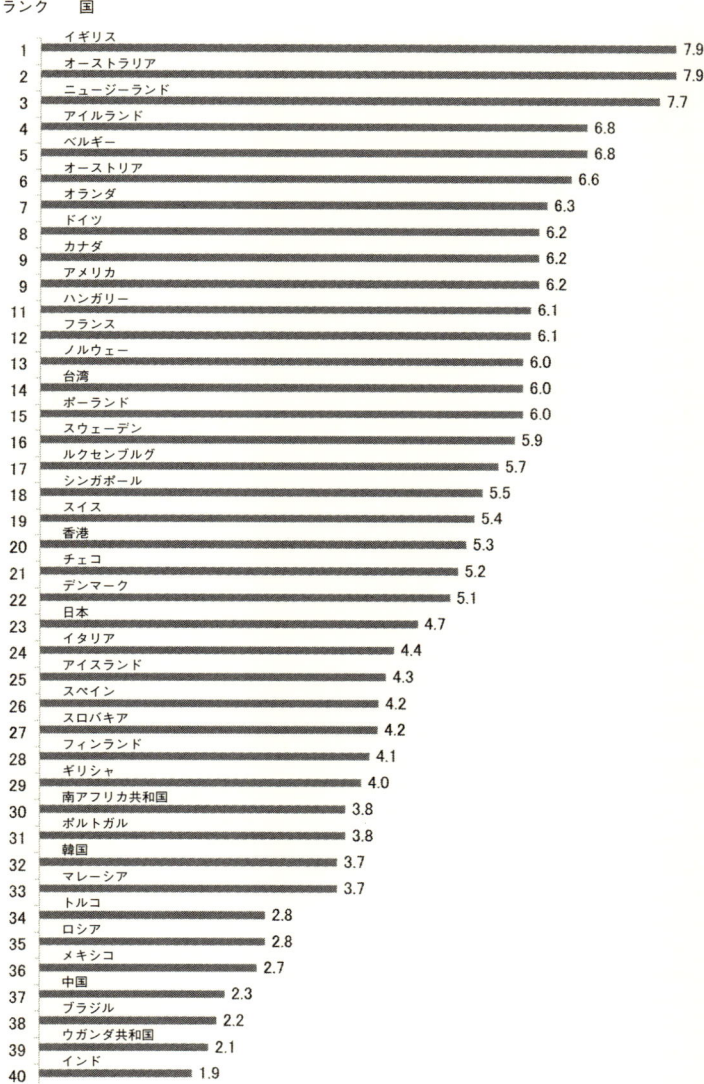

ランク	国	
1	イギリス	7.9
2	オーストラリア	7.9
3	ニュージーランド	7.7
4	アイルランド	6.8
5	ベルギー	6.8
6	オーストリア	6.6
7	オランダ	6.3
8	ドイツ	6.2
9	カナダ	6.2
9	アメリカ	6.2
11	ハンガリー	6.1
12	フランス	6.1
13	ノルウェー	6.0
14	台湾	6.0
15	ポーランド	6.0
16	スウェーデン	5.9
17	ルクセンブルグ	5.7
18	シンガポール	5.5
19	スイス	5.4
20	香港	5.3
21	チェコ	5.2
22	デンマーク	5.1
23	日本	4.7
24	イタリア	4.4
25	アイスランド	4.3
26	スペイン	4.2
27	スロバキア	4.2
28	フィンランド	4.1
29	ギリシャ	4.0
30	南アフリカ共和国	3.8
31	ポルトガル	3.8
32	韓国	3.7
33	マレーシア	3.7
34	トルコ	2.8
35	ロシア	2.8
36	メキシコ	2.7
37	中国	2.3
38	ブラジル	2.2
39	ウガンダ共和国	2.1
40	インド	1.9

図表1　死の質　世界ランキング

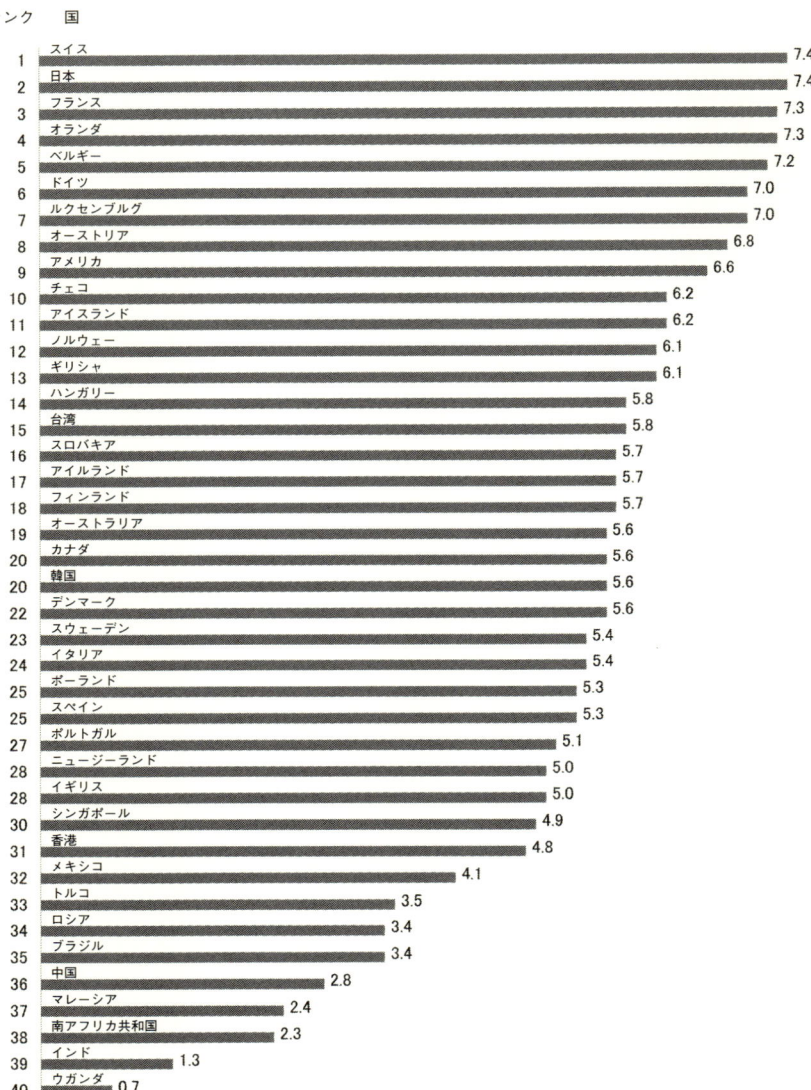

ランク	国	
1	スイス	7.4
2	日本	7.4
3	フランス	7.3
4	オランダ	7.3
5	ベルギー	7.2
6	ドイツ	7.0
7	ルクセンブルグ	7.0
8	オーストリア	6.8
9	アメリカ	6.6
10	チェコ	6.2
11	アイスランド	6.2
12	ノルウェー	6.1
13	ギリシャ	6.1
14	ハンガリー	5.8
15	台湾	5.8
16	スロバキア	5.7
17	アイルランド	5.7
18	フィンランド	5.7
19	オーストラリア	5.6
20	カナダ	5.6
20	韓国	5.6
22	デンマーク	5.6
23	スウェーデン	5.4
24	イタリア	5.4
25	ポーランド	5.3
25	スペイン	5.3
27	ポルトガル	5.1
28	ニュージーランド	5.0
28	イギリス	5.0
30	シンガポール	4.9
31	香港	4.8
32	メキシコ	4.1
33	トルコ	3.5
34	ロシア	3.4
35	ブラジル	3.4
36	中国	2.8
37	マレーシア	2.4
38	南アフリカ共和国	2.3
39	インド	1.3
40	ウガンダ	0.7

図表2 基本的なエンド・オブ・ライフヘルスケアの環境
（20％の重み付け）

上位10カ国には、優れた医療制度を備えている他の西欧諸国が登場すると予想されるかもしれないが、11位という上位にハンガリーがランクされていることはおそらく驚くべきことだろう。

ハンガリーは、最も比重の重いエンド・オブ・ライフケアの質の部門のスコアが非常に良い（第4位である）。ヨーロッパ緩和ケア協会（European Association for Palliative Care、EAPC）のルーカス・ラートブルフ（Lukas Radbruch）会長は次のように言う。「東欧のいくつかの国は、ここ数年で驚くべきプログラムを作り上げました。それに、これらの国は新しくて小さな国なので、緩和ケアの提唱者のなかには他の国ではできそうもない方法で政府を動かした者すらいます」。WPCAのスティーブン・コナー（Stephen Connor）上級役員はこれに同意して、「ポーランドはルーマニアとともに、東欧での緩和ケアの発展におけるリーダーです」と述べる。ポーランドは総合評価でトップ15に入り、エンド・オブ・ライフケアの利用可能性では10位である。（ルーマニアは死の質指数の評価対象になってはいないが、その飛躍的な発展については41ページの囲み記事で分析する。）

また、台湾は死の質指数の総合評価で14位であり、トップ15の中で注目に値する（質については非常に評価が高いが、利用可能性の評価はそれほど高くはない）。台湾が、指数において上位にあるのはエンド・オブ・ライフケアが必要であるということを比較的早くから認識していたことの結果であるといえよう。さらに台湾は、公的年金保険制度（基本的なエンド・オブ・ライフヘルスケアの環境部門の指標の一つ）でカバーされる人口比率に関してはルクセンブルク、シンガポール、スイスとともにトップの位置にある。また、事故死を除く死者1000人あたりの病床数に関しては3位である。「台湾は緩和ケアに非常に積極的に関わっている」とコナー氏は言う。

一方で米国は、主としてエンド・オブ・ライフケアにかかる経済的な負担によって、総合ランキングで9位にとどまっている。これは医療費の支出が今や国全体の総支出の1/6を占めるほど急速に増加している米国の総医療費の高さを反映している。社会基盤については米国はランキングの上位であり、

エンド・オブ・ライフケアの質と利用可能性については、それぞれ7位と8位である(医療費支出の対GDP比では1位である)。しかし、この利点はヘルスケアへの公的財政支援と社会保障支出をあまり利用できないことによる患者の経済的負担を考慮すると相殺されてしまう。こうした諸要素が相まって米国は費用部門のランキングで下位の31位に押し下げられている。(第3章を参照)。

同様にカナダは、エンド・オブ・ライフケアの質部門でトップ5位に入っているが、エンド・オブ・ライフケアに費用がかかることから、総合ランキングでは苦戦している。カナダ政府は近年、緩和ケアの利用の改善に強い関心を示しており、州が入院費用を100%提供しているが、依然として在宅ケアはかなりの負担であろう。Palliative Medicine誌に掲載されている最近の研究によれば、家族が緩和ケアの総費用の25%を負担することがしばしばである[7]。

低い死の質

死の質指数で、中国、メキシコ、ブラジル、インド、ウガンダといった開発途上国やBRICs*の国々が下位にランクされたのは驚くに当たらない。インドのケイララ州やホスピス・アフリカ・ウガンダ(Hospice Africa Uganda)が行っているサービスのように優れた例外もあるが、これらの国におけるエンド・オブ・ライフケアの提供は捗っていない。(評価対象の3/4がOECD加盟国という限られた国だけがこの死の質指数の評価対象となっていることにも注意を向ける必要がある。すなわち、これらの開発途上国が同じ仲間の国々との間で評価されるのであれば、もっと優位にランクされるかもしれない)。中国とインドのさらな

---

* 訳注。BRICsとは、経済発展が著しいBrazil、Russia、India、Chinaの頭文字を合わせた四カ国の総称。
2011年4月南アフリカ共和国がこれに加盟し現在はBRICSと称される。

図表3（英国）

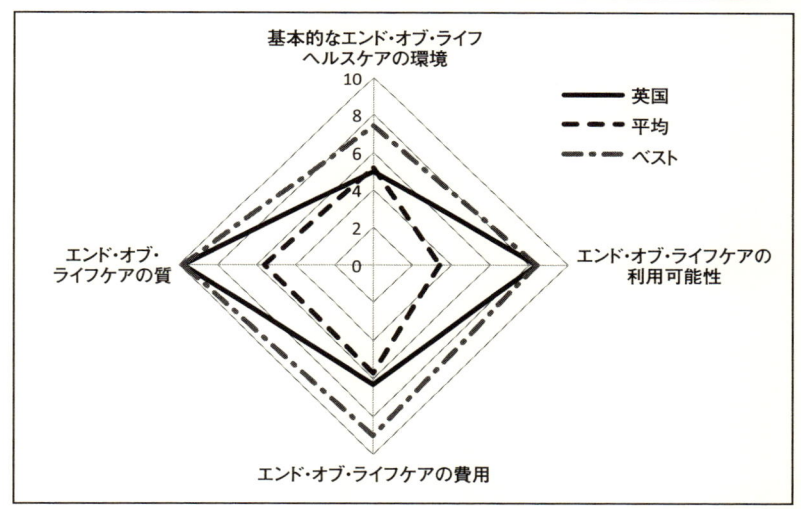

	スコア/10	ランク/40
全体スコア	7.9	1
基本的なエンド・オブ・ライフヘルスケアの環境	5.0	28
エンド・オブ・ライフケアの利用可能性	8.4	1
エンド・オブ・ライフケアの費用	6.3	18
エンド・オブ・ライフケアの質	9.8	1

る問題は、巨大な人口であり、エンド・オブ・ライフケアを必要とする人々のうちごく一部にしかそれが行き渡っていない。

　これも驚くほどのことではないが、開発途上国はまた、基本的なエンド・オブ・ライフヘルスケアの環境部門と、エンド・オブ・ライフケアの利用可能性部門のスコアが低い。ペイン教授は次のように言う。「これは、こうした国々の資金不足と、政府主導による緩和ケアの医療政策の重要性についての認識の欠如のためです。また、貧困のためにホスピスの資金を集める見込みがほとんどありません」。

　グラスゴー大学ダムフリース・キャンパスの理事でIOELCの創立者デイヴィット・クラーク（David Clark）は、スコアの低い国々に特有の問題に言及

する。「トルコは緩和ケアが発展する兆しがあるものの、それはごく特定の地域に限定されたものです。ロシアには、いくつか歴史のあるホスピスサービスがあります―例えばサンクトペテルブルクに―が、拡大するにあたっては大変な苦戦を強いられています」。

OECDに加盟しているいくつかの国や先進国もまた、意外にも総合スコアの順位が低い。これらには22位のデンマーク、23位の日本、24位のイタリア、28位のフィンランド、32位の韓国が含まれる。クラーク教授によれば、「デンマークは保険の適用範囲にいくつか問題があったように思われます。イタリアは、緩和ケアが相互に連携なくばらばらに発展してきた歴史があり、またつい最近までオピオイドの使用が不十分でした」。フィンランドは、老齢人口、ボランティアの数、ホスピスと緩和ケアサービスの数といった項目を含む、エンド・オブ・ライフケアの利用可能性部門で特にスコアが低い。

ペイン教授は、これらのいくつかの国のスコアが低いことに関して別の理由を挙げて次のように述べる。これらの国々は「病院に強力な医療プログラムがあり、ホスピスにあまり価値を認めません」、そしてその代わりにがん専門医の治療と「医学の力」に重きを置いている。

例えば、韓国の順位が比較的低いのはこのことで説明できるかもしれない。韓国は、教育研修、[エンド・オブ・ライフケア提供者の]許認可、およびエンド・オブ・ライフケアの戦略に関するいくつかの指標のスコアが低かった。また、(第2章でより詳細に検討する)文化的な諸要因が、治療医学ではなく緩和ケアの利用可能性―あるいは緩和ケアを進んで提供すること―に影響を及ぼしているかもしれない。

日本も総合評価で23位、エンド・オブ・ライフケアの利用可能性の部門で28位と、スコアが比較的低い。これは、世界で最も高齢化が進み、ケアを要する多くの高齢者がいるからかもしれない。また、ホスピスや緩和ケアサービスを受ける患者の週当たりの平均費用の指標でスコアが低い。

それでもなお、日本はエンド・オブ・ライフケアに対する政府の態度の指

標で比較的スコアがよい。日本ホスピス・緩和ケア研究振興財団理事長の柏木哲夫によれば、「ホスピスと緩和ケアは最も重要な政治課題の一つ」である。しかし、日本には十分な数の専門家がいない、と彼は付け加える。「緩和ケアの専門家が不足していることが最も大きな問題です」。さらに、より多くの非専門家の介護者、特にボランティアが必要でもある、と述べている。

　基本的なエンド・オブ・ライフヘルスケアの環境部門では、いくつかの国がランキング上位にのぼっていないことが目立っている。例えば英国はこの部門で下位に甘んじているが、それは主に、平均寿命、事故死を除く死者1000人あたりの病床数、医師の数、ヘルスケアへの国の支出に関して比較的スコアが低いからである。またオーストラリアは、ほとんどの部門で順位が高く、総合スコアで2位であるが、基本的なエンド・オブ・ライフヘルスケアの環境部門では19位となっている。しかし、成績の良くない国々では、この指標と総合スコアには強い相関関係もある。中国やインドのような国は、総合スコアと基本的なエンド・オブ・ライフヘルスケアの環境部門の両方でほぼ最下位である。

注

7　Costs associated with resource utilization during the palliative phase of care: a Canadian perspective, Palliative Medicine, Dec 2009.

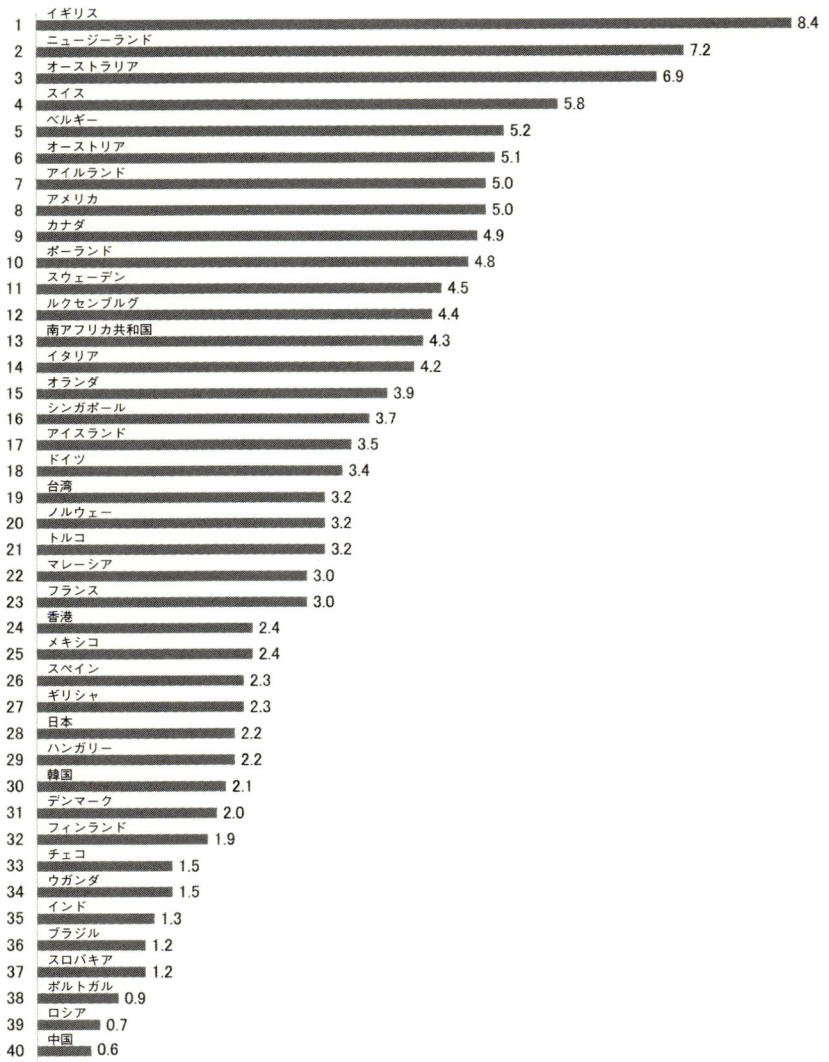

図表4　エンド・オブ・ライフケアの利用可能性（25％の重み付け）

1. 死の質指数　25

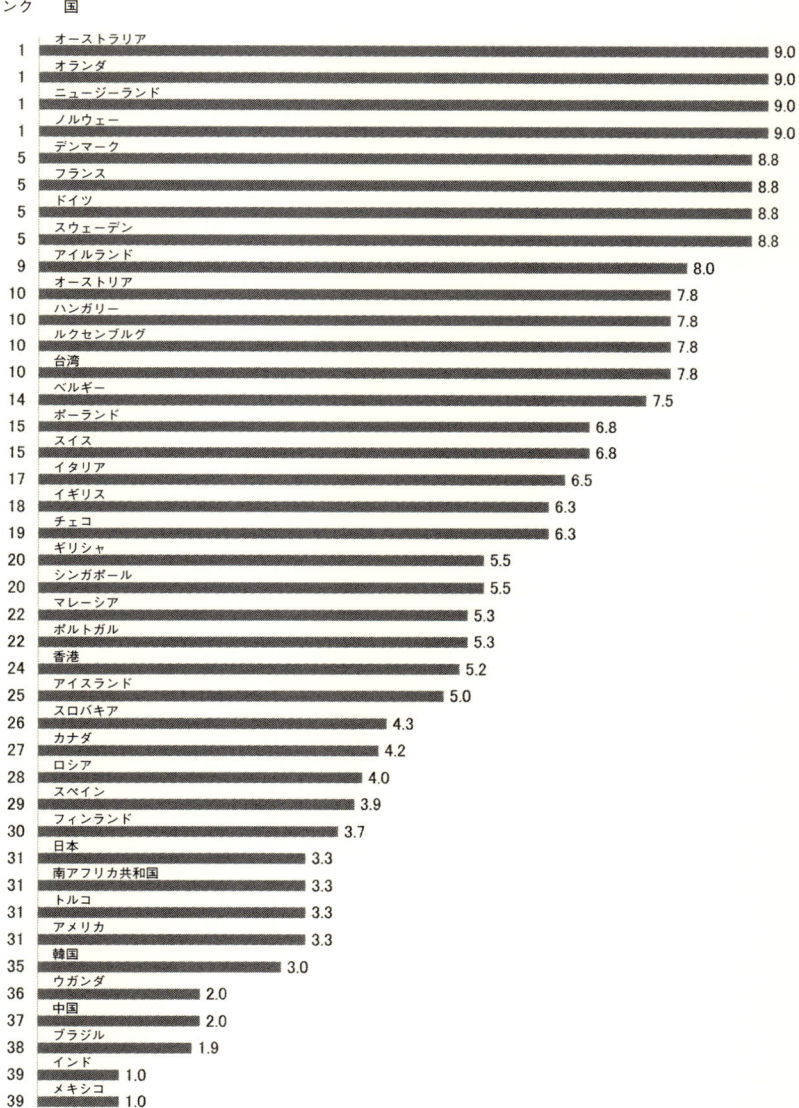

図表5　エンド・オブ・ライフケアの費用
（15％の重み付け：首位＝患者にとっての最小コスト）

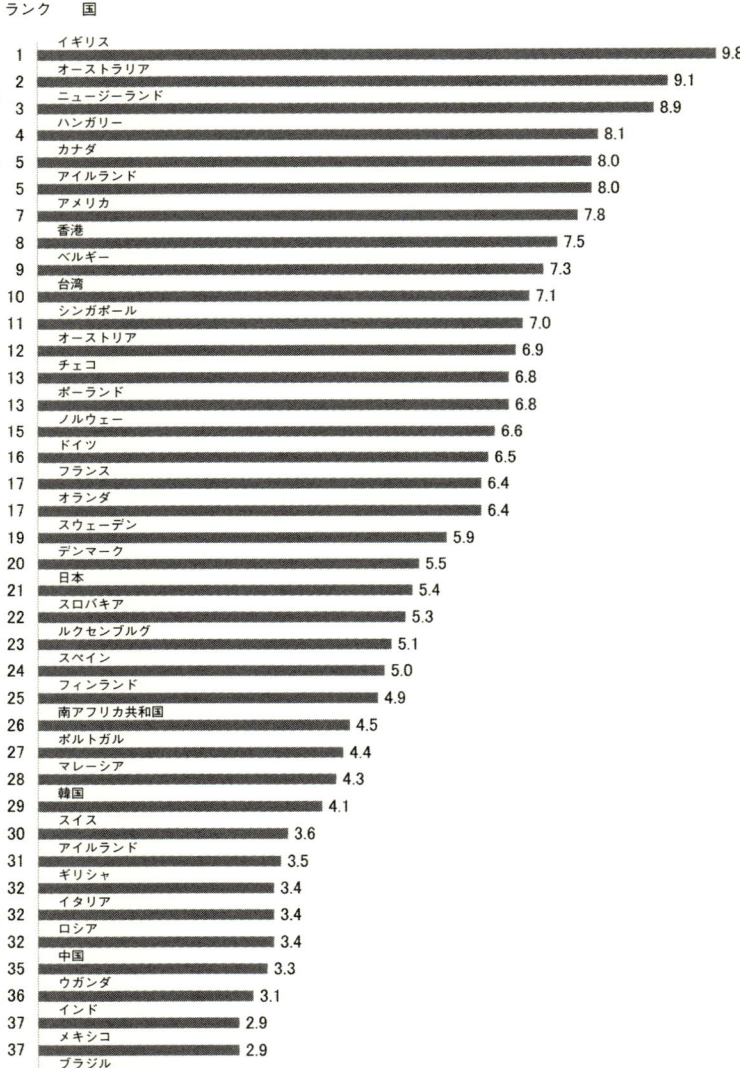

図表6　エンド・オブ・ライフケアの質(40%の重み付け)

2．エンド・オブ・ライフケアの文化的な課題

死と死んでゆくことへの様々な態度

『老齢や、苦痛や、投獄が我々人間に与えるどんなつらい、どんないとわしいこの世の生活だって、この死の恐怖にくらべればまるで楽園だ』。＊シェイクスピアの『尺には尺を』で、クローディオはこのように叫ぶ。時にはそれとわかることだが、死を避けることが出来ないということが、死と死しんでゆくということついての論議（あるいはそういった論議の不在）を作り上げている。しかしながら、宗教、教育、マスメディアに違いがあるということは、死と死んでゆくことへの国民の態度が決して一様ではない、ということを示している。

　例えば日本や中国のような国々では、死について語ることは強く忌み嫌われている。これはインドにも当てはまる。インドでは死についてよりオープンに話し合われているし、ヒンドゥー教における輪廻思想は、死への恐怖を理論的には軽減するはずである。「生命の避けられない帰結をおそらくよりしっかりと受け止める可能性があるにもかかわらず、また、我々の哲学的な姿勢にもかかわらず、実際に家族の誰かに死が生じるなら、そのことを否定してそれについて話したがらない」、とインドの南部ケイララ州を拠点と

＊　訳注：小田島雄志訳『シェイクスピア全集』Ⅳ、白水社、p.197より。

するクリニック、**パリウムインディア**(Pallium India＊)のラージャゴパル(MR Rajagopal)会長は、言う。

　いずれにしても、家族の保護的態度がインドでのずっと大きな障害である。しばしば身内の者が、死の床にある親の介護をするが、ラージャゴパル博士によれば、彼らは親に病状を知らせたがらない。「彼らは、患者に対して助からないということを伝えることを望みません。だから、家族が、患者との開かれたコミュニケーションを妨げているのです」、と彼は言う。

　英国では、いくつかのエスニックコミュニティの姿勢が、ケアは異なった方法で提供されねばならない、ということをもたらしている。ホスピスケアを支援する英国有数の慈善団体**ヘルプ・ザ・ホスピス**(Help the Hospices)のデイヴィット・プレイル(David Praill)は、ソマリ族のコミュニティと一緒に仕事をしているロンドンのイーストエンドでのプロジェクトに言及して、次のように説明する。「ソマリ族は、自分たちが死んでゆくということを知りたくない、という意思を明確に示しました。だから、患者が死に瀕しているということをほのめかさないような方法でホスピスがケアを提供するように、コミュニティがホスピスとかかわる全行程を再設計しなければなりませんでした」と。

　子どもに関していえば、豊かな国の方が、子どもの死や死んでゆくことをより強くタブー視している。「多くの子どもが死ぬのを目の当たりにしている開発途上国では、子どもの死がより一般的に受け入れられています」と（南アフリカ）WPCA＊の**国際小児緩和ケアネットワーク**(International Children's Palliative Care Network)のジョーン・マーストン(Joan Marston)議長は言う。「しかし先進国には、今でも子どもは死ぬべきではないというこの種の意識があって、子供が死んでゆくことについては話したがらない。それで、我々は

＊　訳注：緩和ケアを必要とするインドの人々のために活動する慈善団体。パリウムはカトリック教会の祭服の一種。
＊　訳注：Worldwide Palliative Care Alliance

口を閉ざし見て見ぬふりをするのです」。

　米国では、適切なエンド・オブ・ライフケアが、生命の神聖性について多くの家族が抱いている強力な宗教観に加え、「費用がいくらかかっても治療する」という医師の考え方によってしばしば覆される。「我々は、なんら改善の成果をもたらさず、しかも相当な費用をかけて60日間ほどさらに生きている時間を延ばす技術の発信源です」、と国際的なコンサルティング会計事務所、デロイト（Deloitte）のヘルスサービス研究部門**デロイトヘルスソリューションセンター**（Deloitte Center for Health Solutions）のポール・ケクリー（Paul Keckley）事務局長は言う。「そして、人々は、原理主義的・福音主義的・保守主義的になればなるほど、医師の意見に疑問を差し挟んだり、医師が勧めないことをそれでもやってくれと求めたりはしなくなります」と言う。

　そうこうしているうちに、米国での最近の医療保険制度改革を巡る論争—「抹殺審査会」（death panel）に関する刺激的な演説＊、またある地域では"安楽死法案"に言及してなされた演説—は、エンド・オブ・ライフケアの問題を議論の表舞台から背後に押しやってしまった。「医療保険制度改革法案が可決されるまでは、誰もが緩和ケアを話題に挙げることを恐れていました」、と米国に本拠地を置く**緩和ケア推進センター**（Center to Advance Palliative Care）のダイアン・マイア（Diane Meier）センター長は言う。

　米国の論争は扇動的であるが、このことは緩和ケア・ホスピスケアを提供するに当たって最も大きい文化的障害を浮き彫りにしている。すなわち、病

＊　訳注：オバマ大統領の医療保険制度改革法案は、さまざまな攻撃にさらされた。法案の中にある適正な医療を監視する機関としての医療保険審査会（health care panel）制度に対して、それは高齢者や障害者への医療を制限するようになるという「うわさ」もあった。ペイリン前アラスカ州知事は、その審査会を「抹殺審査会」（death panel）と呼び、"私の両親や子供を「抹殺審査会」に呼び出して、社会的生産性を勝手に判断し、健康保険の支出の要・不要を宣告する仕組みだ"として、医療保険制度改革法案を非難した。また"高齢者に、医療をあきらめさせて、ホスピスに送るものだ"として制度を非難するひとたちは、この制度を、「安楽死推進制度」と言って、反対の火に油を注いでいた。

気の末期に、緩和ケア・ホスピスケアがクオリティ・オブ・ライフを人々に提供するのではなく、むしろ、それを死んでゆくことと結びつけて人々が考えているという事実である。マイア博士はこれをソーシャル・マーケティング上の課題だと考えている。「すべての人の頭の中で、ホスピスは敗北と強く結びついているということ、これがホスピスが抱えている問題です」。彼女が言うには、緩和ケアの質をより高め、より受けやすくするためには、皮肉にも、そのサービスを別の名前で行う必要がある。「ケアを受けるために、人々は緋文字を縫い付けた服を着ることを強いられているのです」と彼女は語る＊。

各国の議論の水準

文化に由来する様々な態度の定量化は困難な作業ではあるが、死の質指

図表7　エンド・オブ・ライフケアの認知度

最も高い（秀でている）　　　　　　　　　　　　　　　最も低い（劣っている）

5	4	3	2	1
ベルギー	オーストラリア	カナダ	ブラジル	中国
アイルランド	オーストリア	チェコ	フィンランド	
イギリス	フランス	デンマーク	ギリシャ	
	ハンガリー	ドイツ	インド	
	日本	香港	イタリア	
	韓国	アイスランド	ルクセンブルク	
	オランダ	マレーシア	メキシコ	
	ニュージーランド	ポーランド	ポルトガル	
	ノルウェー	シンガポール	ロシア	
	スウェーデン	スロバキア	スイス	
	台湾	南アフリカ共和国	トルコ	
	ウガンダ	スペイン		
		アメリカ		

＊　訳注：この発言は、ホーソンの小説『緋文字』を想定したものであろう。

数は、エンド・オブ・ライフケアに関する国民の認知度(全国レベルで展開している緩和ケア組織と行政機関からの回答に基づいた、「質」部門の指標の一つ)を評価している。上述の論争が示しているように、国民の認知度は世界各国で異なる。ベルギー、アイルランド、英国はエンド・オブ・ライフケアについての国民的な話し合いが行われた裏付けがあることで最上位にランクされており、中国はこの指標の最下位である。

クンミン(昆明)市第三人民医院ホスピス部長(Director, Third People's Hospital of Kunming Hospice Department)、マー・クー(马克Ma Ke)博士によれば、中国では、ホスピスケアの存在がほとんど知られていないか、あるいはそれが何を提供するものなのかについての理解がほとんど無い。「ほとんどの患者家族はホスピスケアについて十分に理解することができません」と彼は述べ、医学の世界でさえ、多くの医師やその他の医療従事者は緩和ケアがどのようなことを必要とするのか、依然として知らないままであると付け加える。

死の質指数において米国は、ホスピスサービスとエンド・オブ・ライフケア全般(そのほとんどは在宅で行われている)に関する米国人の認知の不足を反映し、この点に関してランクが比較的低い。50歳以上の米国人の利益を代弁する会員組織AARP*のジェニー・チン・ハンセン(Jennie Chin Hansen)理事長は、死へのプロセスがより尊厳あるものとなる機会になるよう話し合いの焦点を合わせるべきだと考える。「もっと前向きなエンド・オブ・ライフの経験を持つ人たちの語りを集める必要があります。よりはっきりした形の語りが集まれば、それがエンド・オブ・ライフの受け止め方を変えることになるでしょう」、と彼女は述べる。

他方、米国の国民的議論は、例えば、死ぬ権利の運動家ジャック・ケボーキアン(Jack Kervorkian)医師の事件や、遷延性植物状態だと診断されたテリー・シャイボ(Terri Schiavo)の生命維持装置の取り外しに関する2005年の判決といった、人々の注目を浴びたいくつかの事件によってある意味での盛り上が

---

* 訳注：American Association of Retired Persons

りを見せた、とクラーク教授は論じる。

　また、英国のメディアは最近、死を選ぶ権利に関する活発な国民的議論に積極的に関与している。しかし、定評のあるホスピス施設があるにもかかわらず、英国の人々は一般的にエンド・オブ・ライフの問題について理解が乏しい、とクラーク教授は論じる。「英国で、緩和ケアとホスピスケアに関する人々の意識を調査した研究はほとんどありません。多くのエネルギーがサービスの開発と専門家の資格認定に注がれており、幅広い国民的議論はずっとないままです」。

　公教育と啓発活動が、人々の態度を変えるにあたって決定的に重要だと考えられる。エンド・オブ・ライフケアの認知度に関して死の質指数の中位にある香港では、死への恐れを和らげ、死を迎えるためにもっと先を見越して行動するよう人々に働きかける試みが進行中である。香港大学における保健衛生学と社会学の専門家であるセシリア・チャン（Cecilia Chan）は、絵画、音楽、詩歌、および、前向きに死の準備をした人々の積極的な日常生活を見せるドキュメンタリー映像を使う教材を開発している。「我々は死の毒を取り除こうとしているのです」と彼女は言う。

　ホスピスの専門家たちは自らの仕事が、病気を巡るスティグマと戦おうとしてきたがんやHIV-AIDSと戦っている組織の仕事と似通っていると考えている。「その仕事は死や死んでゆくこと、および喪失について別の見方をするように人々全体を教育することが目的です」、とバース（Bath）大学の社会学教授アラン・ケリヒアは述べる。「またそれは，ホスピスには、死や死んでゆくことそして緩和ケアで働く専門家がいる—しかもかれらは恐ろしい存在ではなくて役に立つ、という考え方に人々がなじむようにすることも目的としています」。

　マイア博士はこれに同意して次のように述べる。「緩和ケアの目的は、重い病気を抱えつつも、できるだけ長くできるだけ満足に生活することにある、ということが人々や医療従事者に理解されるまでは、患者たちは不必要に苦しみ続けるでしょう」。

2．エンド・オブ・ライフケアの文化的な課題　33

> **法と死ぬ意思決定**

　最近、自殺幇助の事案を検察官が扱うための新しい指針が英国で公表され、いつ死ぬかを決める権利に関する問題が一躍注目の的となった。（甲が、乙の求めに応じて、乙の生命を終わらせる措置をとる）安楽死や（医師又はそれ以外の人が、患者に自らの生を終わらせる手段を提供する）自殺幇助を巡る論争は、しばしば緩和ケアに関する論争と重なり合っている。しかしながら、ホスピスや緩和ケアの専門家たちからすれば、自分達が行っていることは自殺幇助や安楽死とは全く異なる。

　安楽死は現在、ヨーロッパの3つの国で可能である。オランダは、耐え難い苦しみのある患者が安楽死を求めることを認め、厳格なガイドラインに従っている限り、医師が患者の求めに応じても訴追されないとする法律を2002年＊に可決した。同年、ベルギーが後に続き、ルクセンブルクは2009年に同様の法律を可決した。

　＊訳注：2001年、の誤り。2002年施行。

　スイスでは1941年以来、安楽死ではなく自殺幇助については、幇助が利他的な動機で行われることを条件として合法化されている。現在、法律をより厳格にすることについて議論が行われている。（オランダとルクセンブルクもまた自殺幇助を認めているが、ベルギーは認めていない。）他方、米国オレゴン州では、尊厳死法が1997年に可決され、オレゴン州に居住する末期疾患に罹患している成人は、医師が処方した致死薬を自ら服用することが認められている。その選択肢をとることは比較的限られており、2008年にその法律の条件下で死亡したのは60人である。これは1万人の死亡者に対して20人より少ない人が尊厳死法に基づいて死亡していることに相当する[8]。尊厳死法が可決されて以来、約400人がこの方法で死亡した。ワシントン州でも2008年に同様の法律が可決された。

　ごく最近では、英国が注目を集めている。アルツハイマー病に罹患している作家のテリー・プラチェット卿（Sir Terry Prachett）や、多発性硬化症患者のデビー・パーディー（Debbie Purdy）といった著名な運動家が、自殺幇助の合法化を強く主張している。テリー卿は、自らの生を終わらせることを欲している人たちの事案を審査する機関の設置を求めてきた[9]。しかしな

がら、そのような要求は緩和ケアとホスピスケアの専門家からというよりはむしろ主として一般の人から聞こえてくる。「もし自殺幇助に反対している緩和ケア専門医の割合を英国で調査したならば、それは90％以上になるでしょう」とヘルプ・ザ・ホスピスのデイヴィット・プレイルは言う。「これは世論が後押ししている論争であって、決してホスピスや緩和ケアが後押しした論争ではありません」。

　実際、多くの場合、エンド・オブ・ライフケアを推進している医療従事者たちは安楽死や自殺幇助を支持しない。2003年に**ヨーロッパ緩和ケア協会**の倫理特別委員会は報告書を出し、何よりも「安楽死と医師による自殺幇助の提供は、緩和ケアの責任の一部であるべきではない」と結論づけ、終末期鎮静あるいは緩和的鎮静－その目的は死んでゆく人の耐え難い苦痛と苦悩を和らげることである－と殺す意図を持って患者に致死薬を処方することとの区別がなされるべきだ、と主張している[10]。

　「緩和ケアは患者とケアする人との間の信頼関係で成り立っているのであって、患者を殺すことが選択肢の一つとなる時には、そうした関係は成り立ち得ません」とEAPCのルーカス・ラートブルフ（Lukas Radbruch）会長は言う。**アジア太平洋ホスピス緩和ケアネットワーク**（the Asia Pacific Hospice Palliative Care Network）の規約もまた、「協会は生のすべての瞬間を重んじており、人の生を短くする意図のあるいかなる行為も支持しない」とこの点を明確にしている。

　他方、オーストラリアにおけるエンド・オブ・ライフケアの国家戦略の構築と新しい財政支出を促したのは、1996年のオーストラリア北部準州での安楽死法の施行－この法律はその後、連邦政府によって覆された－であった。「安楽死賛成派のロビー活動が大きなきっかけでした。それがあったので、安楽死に乗り気でなかった政府が、サービスの開発を検討するための全く新しい予算をつけて対応したのです」とオーストラリアの政府機関**キャンサー・オーストラリア**（Cancer Australia）のデイヴィット・カロウ（David Currow）は述べる。

　リビングウィルと蘇生処置拒否（DNR）のポリシーに関していえば、死の質指数で評価した半分以上の国は、法律に基づいたDNRポリシーがあるかという質問項目に関して高得点だった。いくつかの国では、これは比較的

最近作られたものである。例えば台湾では、2000年に可決された自然死法によって、20歳以上の(少なくとも2人の医師によって診断された)末期疾患の患者は、治療を中止する希望を書面で表明することができ、医師は治療中止による死を容認しても訴追されない[11]。

　米国ではほとんどの州がリビングウィルを認めている。しかし、規制の方法は州ごとに異なる。しかしながら、医師がそれに従うかどうかは別問題である。医師にとって難しいのは、患者が全く異なる精神的・身体的状態にあった数年前に作成したのかもしれない文書にある患者の希望をかなえるべきかどうかである。

　「それは別の複雑な実存的問題です」と緩和ケア推進センターのダイアン・マイア言う。「権限を持っている人は誰なのでしょうか。今、我々の目の前にいる認知機能に障害のある人なのか、それとも、認知機能に障害のない5年前のその人なのか。とりわけ、今、我々の目の前にいる認知機能に障害のある人がとても幸福で快適そうに見えるとしたら、この問題は本当に難しくなります」。

死に対する3つの対照的な態度

　中国社会では、死が非常に強く拒否されている。死と結びつく言葉でさえ避けられている。例えば、香港やアジアの他の都市の多くのビルでは、中国語で「four」にあたる単語が「death」にあたる単語と発音が似ているので、4階という名称を付けない。死に対するこの恐怖は、多くの人が死の不可避性を受け入れることを拒否していることを表している。「死について語り、死を考えることについて、非常に否定的なタブーが存在します」と香港大学のセシリア・チャン教授は言う。「人々は、死のことを考えることでさえ不運をもたらす可能性があると信じています」。

　特に若い世代には死へのより進歩的な態度が現れてきてはいるが、死について語ることを嫌がるということは、関係者全員にとってつらい結果をもたらす可能性がある。家族はしばしば、身内が病気の予後を知ってしまうことのないようにしようとし、それでいて患者たちは自分が死んでゆくということを家族に知らせないよう医師に頼むことがある。これによって

適切な治療計画を選ぶことが困難になる可能性がある。「人々は死を準備したがらず、彼らが死ぬときに、死んでゆく人にも、その家族にも、多くの後悔が残ります」とチャン教授は言う。

　これは幾つかのアフリカの国々と対照的である。アフリカでは、特にHIV-AIDSがその大陸を吹き荒れて以来、死は決して遠いものではない。**ホスピス・アフリカ**(Hospice Africa)の設立者アン・メリマン（Anne Merriman）によれば、「大部分の人々は、自分たちが子どもの時から人々が死んでゆくのを見てきました。だから、人々は、我々よりもずっと良い状態で死別を迎えます」。

　アフリカにはまた、家族と友人による、強固な共同体のケアネットワークがある。「誰かが一人暮らしをしていれば、隣人たちが助けに来る。彼らもその共同体の一員だからです」と彼女は述べる。死の質指数にはこの点が反映され、南アフリカは、エンド・オブ・ライフケアのために働くボランティアの利用可能性のスコアが高い。ウガンダは、この指標でスコアが低いが、それでも米国やスイスといった国々と並ぶ位置にある。

　「アフリカの文化は、特に共同体を重視するので、ケアを分担して行うことが多い」、と**南アフリカホスピス緩和ケア協会**(Hospice Palliative Care Association of South Africa、HPCA)の最高責任者のエリザベス・グワイザー（Elizabeth Gwyther）は言う。「それで、共同体のケア労働者に頼るケアモデルを開発した地域では、とても良くそのモデルが受け入れられています」。

　米国やヨーロッパのような他の先進地域の場合と同様にカナダでも、死の「医療化」(medicalization)によって、多くの人が死の話題を挙げることを恐れる文化が生み出されている。したがって、数年前にカナダ政府がこのような死の受け止め方と戦うために国民の意識を変えるキャンペーンを開始した時、死について前もって考えておく必要があるということに焦点を当てた。**カナダホスピス緩和ケア協会**(Canadian Hospice Palliative Care Association)常任理事のシャロン・バクスター（Sharon Baxter）は言う。「我々はこれまでとは違う取り組みをしました。つまり、どのような人生を送りたいのかについて話し合いをするのです」。

　カナダにおける死と死んで行くことに対する受け止め方は米国やヨーロッパの受け止め方を反映するものかもしれないが、カナダにはこれらの国々と

は違う特徴がある。それは地理的な大きさである。国土は世界第2位であるが人口は3400万人に満たないという状況で、ホスピスや緩和ケアサービスはその人口規模を反映してはいるが国土全体をカバーすることはできない。

　カナダのユーコン州は、英国の約二倍の大きさで人口はちょうど34,000人であり、その地域にはただ1つの急性期病院と一定の滞在期限付きの長期ケア施設がいくつかあるだけである。同じような状況にあるカナダのいくつかの地域では、他の先進国よりもボランティア・家族・友人に大きく依存しつつ、共同体に根ざしたプライマリケアアプローチによって死んでゆく人のケアをしている。バクスター女史によれば、「アフリカのどこかで起こっていることと大して変わりません。すべてが主要都市から離れた共同体に点在しているのです」。

注

8　Death With Dignity Act Annual Report 2008, Oregon Department of Human Services, 2009.

9　"Terry Pratchett: my case for a euthanasia tribunal",guardian.co.uk, Feb 2nd, 2010.

10　Euthanasia and physician-assisted suicide: a view from an EAPC Ethics Task Force, Palliative Medicine, 2003.

11　End-of-life decision making: a cross-national study, The MIT Press, 2005

3. エンド・オブ・ライフケアの経済

資金援助の様々なモデル

　国による資金援助プログラムの成功例としてしばしば挙げられる地域の一つにスペインのカタルーニャ州がある。そこでは地域の公的医療制度によってすべての人が緩和ケアサービスを利用することができる。とはいえ、エンド・オブ・ライフケアへの資金援助についていえば、必ずしも政府が資金の主要な出所とは限らない。エンド・オブ・ライフケアへの資金援助のモデルには、サービスを受けた代金を支払わなければならない患者と家族に対する、教会からの支援や、慈善基金、国際援助、なかには、様々な資金源を組み合わせた混合モデルもある。

　英国では、非営利団体によるホスピスのネットワークがしっかり根付いており、**国民保健サービス**（National Health Service）の支出を削減する重要な役割を果たしている。**ヘルプ・ザ・ホスピス**（Help the Hospices）＊によれば、成人向けホスピスは政府からその活動資金の約30％を受けているが、小児向けホスピスはそのさらに約半分で、活動資金の大部分は慈善団体からの寄付である。また、英国の地方における民間の慈善ホスピスの運営には合わせて年間5億900万ポンド（7億6300万米ドル）以上かかる[12]。最近になって英国政府はエンド・オブ・ライフケアへの財政支出を増額し、病院ではなくむ

　　＊　訳注：イギリス国内ならびに世界のホスピス活動を支援する団体。

しろ自宅で死ぬことを望む人々のために、2009年から2011年にかけて2億8600万ポンド(4億3400万米ドル)を支援すると約束した(現場にまでこの資金は行き渡っていない、と主張する人もいるが)[13]。

アイルランドでもまた、慈善基金が緩和ケアを支えている。「アイルランドは、エンド・オブ・ライフケアを改善しようとする**アトランティック・フィランソロピー**（Atlantic Philanthropies）【米国の民間財団】の主要な慈善出資プログラムから恩恵を受けています」とIOELCのペイン教授は言う。

ヨーロッパでもまた、ホスピスは個人や慈善団体の寄付によって部分的にある程度の資金援助を受ける傾向がある。東欧について言えば、例えば英国のような国々から多くの寄付が集まり、ルーマニア、セルビア、モルドバといった国のプログラムに資金が提供されている。EAPCのラートブルフ教授は、英国の慈善家によって始められたルーマニアの**カサ・スペランツェイ**（Casa Sperantei）＊の事例に言及し、「それ[資金援助]がなかったならば、うまく軌道に乗ることは出来なかったでしょう」と述べる。

東欧におけるいくつかのホスピスは、慈善の寄付によって設立される一方で、現在、政府がいくつかの緩和ケアサービスに資金援助をしているルーマニアの場合のように、エンド・オブ・ライフケアへの政府による支持あるいは財政的支援を得ることに成功している。ヘルプ・ザ・ホスピスのプレイル（Praill）氏によれば、「こうしたホスピスは今でも英国から資金援助を受けているかもしれませんが、政府に責任を取らせるよううまくやってきました」。

ヨーロッパでは、民間企業によるエンド・オブ・ライフケアサービスの提供が阻まれてきた。これは、政府がヘルスケアサービスを提供しかつそれに対する支出をすべきである、という深く浸透した文化的な考え方ともあいまった、政府や慈善基金への依存のためである。「【民間の】サービスを始めるに先立って、医療費をヘルスケアシステムによって支払ってもらう方法を考えなければなりませんが、ほとんどの人は医療費を自分で支払っていない

＊　訳注：ルーマニアのホスピス。ルーマニア語で「希望の家」という意味。

し、多くの国には国民健康保険制度があります」とラートブルフ教授は述べる。

> ### ルーマニア：最悪の状態からリーダーへ
>
> 　チャウシェスク政権下のルーマニアでは、エンド・オブ・ライフケアは存在しなかった。ほとんどの人が、ひどい苦痛に悩まされながら自宅で死んでいった。厳しい統制の結果として、オピオイドを利用するのは非常に困難であり、ルーマニアの年間モルヒネ消費量は東欧の中で最も少ない国の一つだった[14]。
>
> 　その後多くの発達を遂げ、ルーマニアはエンド・オブ・ライフケアに関して地域のリーダーとなった。緩和ケアが必要であるとの認識を高めるためにブラーショブ(Brasov)で開かれた会合の後、1992年に英国の慈善家グラハム・ペロルス(Graham Perolls)によって**カサ・スペランツェイ**(Casa Sperantei)ホスピスが開設されたことが、特に重要な出来事である。1997年、**プリンセスダイアナホスピス教育センター**(Princess Diana Hospice Education Center)の資金提供で、緩和ケアの研修の機会が確保され、これまで、4000人以上の医師と看護師に、緩和ケアとホスピスケアの技術を提供してきた。
>
> 　2002年の2月、ルーマニアは──オピオイドの使用が厳しく制限されていたため──**ウイスコンシン大学疼痛と政策研究グループ**(University of Wisconsin Pain and Policy Studies Group)、**WHO欧州事務局**および**「開かれた社会」財団**(Open Society Institute)によるオピオイド使用の検討会による追跡調査のためのパイロットスタディの対象として選ばれた。2006年までには、鎮痛剤の使用を緩和する新しい規定が施行された。
>
> 　**カサ・スペランツェイ**は今や東欧の他の地域のモデル施設である。**ホスピス・オブ・ホープ**(Hospices of Hope)という名前で現在は知られているカサ・スペランツェイの資金援助組織が、ルーマニア各地とその近隣諸国でのパートナー組織の設立とホスピスケアプログラムの確立を支援している。

アフリカでは事情が異なる。非常に深刻な問題としてHIV-AIDSがあり、それがエンド・オブ・ライフケアの需要を急増させるという理由で、PEPFAR（AIDS救済のための米国大統領の緊急対策 the US President's Emergency Plan for AIDS Relief）や**世界エイズ・結核・マラリア対策基金**（Global Fund to Fight AIDS, Tuberculosis and Malaria）といった組織による国際的援助がアフリカ大陸に投入されている。しかしながら、**ホスピス・アフリカ**のメリマン（Merriman）博士によれば、国際的な資金援助がHIV-AIDSに集中していることで、がんに苦しむ人々への緩和ケアがしばしば疎かにされている。「ある国のHIV患者が6％未満ならば、がんによる[経済的]負担の方が、HIV-AIDSによるものより重い」と彼女は言う。「だから、国際社会に対して、状況をよく見て、アフリカのがんに苦しむ人々に資金援助する必要がある、ということを知ってもらうようにする必要があります」。

慈善活動を基盤として始まったホスピスと緩和ケア運動は、多くの地域で、現在では、完全、あるいは部分的に、政府による資金援助プログラムとなっている。1989年にもともとボランティア団体として始まったシンガポールの**ホスピスケア協会**（Hospice Care Association）は、当初、慈善の寄付で資金援助を得ていたが、1996年からは、政府からの在宅ケアサービスへの資金援助を得ている。加えて1994年からは、入院患者のホスピスケア、2009年からは在宅ケアのために、強制加入の貯蓄制度である**中央プロビデント基金**（Central Provident Fund）を使えるようになった。現在は、緩和ケアは、政府が出資する病院のほぼすべてで利用可能であり、他の病院サービスと同様に助成されている。

また2009年に台湾では、国民健康保険によるホスピスケアの保険適用の範囲をさらに多くの疾患に拡大するとともに、ホスピスケアの提供者には、一日あたり定額で費用が支払われることになった。「全医療費が政府によって支払われるので、ホスピスであっても患者は一銭も支払う必要はありません」、とツージー（慈済）大学（Tzuchi University）のインウェイ・ワン（王英偉 Yingwei Wang）は言う。「以前はがん患者のホスピスケアだけが保険適用でし

たが、2009年からは、新しいプログラムのおかげで、ほとんどの病気の終末期のホスピスケアが保険適用になっています」。

米国では、1983年に、政府の財政支出によるホスピスケアへの支払いを、65歳以上の人に健康保険を提供する連邦プログラムのメディケアで開始した。これらの保険を受ける資格のある人は、余命が6ヶ月以下の末期患者(最初の90日から拡大された)で、かつ、根治療法ではなく緩和ケアを選択した患者である。65歳未満の低所得者に対しては、50州のすべてではないが別の連邦プログラムであるメディケイドが、ホスピスケアを保険適用としている。

しかしながら、メディケアの資格を得るにはまだ若く、メディケイドの資格を得るほどには貧困でない人々は、民間の健康保険に頼るか、生命保険の契約をホスピスでの支払ができるものに変更するか、他の資金源を見つけるかしなければならないのである。死の質指数で米国は、エンド・オブ・ライフケアの利用者の費用負担に関しては順位が低く、米国の患者が支払う週あたりの平均的なケアの費用は最も高い。

IOELCのペイン教授が指摘する別の重要な点は、米国の患者は、ホスピスケアへの支払いを受けるためには、根治療法をあきらめなければならない、ということである。「がんの治療と平行して緩和ケアを受け続けることができる英国とは全く違います。だから、米国ではホスピスケアは、概して事実上エンド・オブ・ライフのケアなのです」。

オーストラリアのモデルは、米国や英国と全く異なる。1988年以来、緩和ケアは、オーストラリアのヘルスケア協定——連邦政府と州・準州との間の契約——の特定項目となっている。2000年に第一次全国緩和ケア戦略を承認した連邦政府は、直接の支援はしないが、国税として徴収された税金を、五カ年の協定によって州と準州に交付することになった。このことが、オーストラリアが、多くの指標で上位を占め、しかも費用の部門では一位であって、死の質指数のランキングが総じて高くなっている理由を説明するものである。

「緩和ケアは五カ年の協定を結ぶ毎に個別に確認される数少ない分野の1

つです」と**キャンサー・オーストラリア**のカロウ博士は述べる。「したがって、州と準州は、その制度が適用される他のあらゆる急性期病床と基本的には同一の仕組みで資金提供される入院サービスを行うことが求められています」。

スケールのもう一方の端にあるのは中国やインドといった国々である。これらの国々では、政府のサポートと財政支出は、エンド・オブ・ライフケアはもちろんのこと、医療の提供全般において手薄である。中国では、リー・カー・シン財団（李嘉誠 Li Ka Shing Foundation）を通じて慈善基金を利用することができる。その財団は、**ハート・オブ・ゴールド**（Heart of Gold）プログラムによって無料のホスピスケアサービスを提供している。そのプログラムによって、中国で最初の無料ホスピスケアユニットがシャントウ（汕頭）大学医学部第一附属病院（the First Affiliated Hospital of the Shantou University Medical College）に開設された。今や同財団は、中国の約30のホスピスユニットに資金援助をしている[15]。

しかし概して、エンド・オブ・ライフケアへの資金援助を中国で見つけ出すのは難しい。「政府の財政支出はあるにはありますが非常に僅かしかありません。だから、ケアにかかる費用は家族が払っています」。**中国ライフケア協会**（Chinese Association for Life Care）のルーオウ・ジー-ラン（羅冀蘭 Luo Ji-Lan）はこのように述べ、慈善の寄付もまだ非常に限られたものだと付け加えている。死の質指数にはこのことが反映され、中国はケアの費用に関連する指標で多くの国々よりも順位が低い。

アフリカでも同じように、政府の財政支出の不足が深刻な問題である。エンド・オブ・ライフケアへの公的な財政支援を利用できるかどうかに関連する指標で南アフリカとウガンダは両国とも33位であり、エンド・オブ・ライフケアの利用にかかる患者の費用負担に関連する指標では、ウガンダは31位で、最も悪い部類に属する。**ホスピス・アフリカ・ウガンダ**によってモデルケア（58ページの囲み記事を参照）が提案され、ウガンダ政府も緩和ケアを政策の重要課題であると認識しているにもかかわらず、それを必要とするウガンダの大半の人々の手にそのようなケアは届かないままとなっている。

インドもまた、ケイララ州のような例外はあるが、エンド・オブ・ライフケアへの政府の財政支出はほとんどない。「インドでは、ヘルスケアに財政支出の1％未満しか費やされていません。だから、困っているのは緩和ケアだけではありません」、と**パリウムインディア**のラージャゴパル博士は言う。「公的な資金援助はありません。医療の社会化もなされていません。それは緩和ケアについても同様です」。

ケイララ州：コミュニティに根ざしたモデル

緩和ケアの利用がインド各地でひどく難しい中で、インド南部のケイララ州は希望の光として際立っている。インドは総スコアで死の質指数の最下位であり、多くの指標がひどいものであるが、もしケイララ州を同じ項目で評価すれば、逆の結果になるだろう。インドの人口のたった3％しかない小さな州が、インドの緩和ケアサービスの2/3を提供している[16]。さらに同州には、組織的な緩和ケア政策があり（インドでそういった政策のある唯一の州である）、州政府は、地域密着型ケアプログラムに財政支出をしている。また、麻薬の規制を緩和し、緩和ケア従事者によるモルヒネの使用を許可したインドで最も早い州の一つである[17]。ケイララ州はまた、長期の慢性疾患患者や知的能力を欠く人であっても緩和ケアの対象とするように、緩和ケアの定義を拡張した。

緩和ケア推進の立役者の一人は、慈善トラストパリウムインディアの会長ラージャゴパル氏である。ラージャゴパル博士はインドにエンド・オブ・ライフケアの資金援助が不足していることを残念だとしつつも、人生の最後の段階にある人々の苦しみを和らげクオリティ・オブ・ライフを改善するにあたって資金があれば問題が解決するわけではない、と論じる。彼の考えでは、他の重要なことは、政府による政策的なサポート、住民参加型の地域活動（community involvement）、そして医師たちがペインコントロールばかりでなく、緩和ケアがもっと一般的に何を患者にもたらすのかについて認識することである。

緩和ケア近隣ネットワーク（Neighborhood Network in Palliative Care、

NNPC) プロジェクトに具現化されているケイララ州独自のシステムは、これらの点が重要であることを示してしている。2001年以来、施設を拠点としたより従来型の緩和ケアの試みから始まったこのプロジェクトは、今では多くのボランティアを使って、主として自宅に留まる患者にサービスを提供している。そのシステムはコミュニティが運営しており、近年ではそのプロジェクトが注目を集めるようになって、地方・地域政府がますます関与するようになっているが、そのほとんどは一月当たりたった10ルピー（21米セント）ほどの現地の小額寄付によって資金を得ている。

NNPCのボランティアは、医療サービスは提供しないが、ケアを必要とする彼らのコミュニティの人々を探し出し、州の230の地域緩和ケアユニットと連携している医療専門職の仕事をサポートしている。重要なことは、理論と実践に関する数日間の教育をうければ、ボランティアは精神的、社会的、ならびにスピリチャルな支援が可能になる、ということである。NNPCが、どこか他では役に立つ、より医療を重視した――しかも費用のかかる――システムと一線を画しているはこの点である。NNPCの目的は、エンド・オブ・ライフケアの利用しやすさと質を向上させることであり、住民参加型の地域活動という原則が、大きな規模でこれを実現可能なものとしている、とNNPCの共同設立者サレシュ・クマー（Suresh Kumar）は強調する。「多くの医学的問題がありますが、社会的な問題、スピリチャルな問題、財政的問題もまたたくさんあります。そのようなわけで、時間のある人は誰でも、もしきちんと教育されれば、こうした人々の世話をすることができるのです」とクマー博士は言う。

それゆえ、開発途上国だけでなく世界中の緩和ケアの賛同者たちは、エンド・オブ・ライフケアへの政府のサポートと市民の関与との強力な連携をケイララ州から学んでいる。クマー博士は、そのシステムを他の地域で単純に踏襲することはできないだろうが、基本的な原理、特に住民参加型の地域活動については踏襲できると考えている。多くの同様のモデルが、例えばエチオピア、バングラデッシュ、セイシェル諸島などで確立している。同様の実験的モデルが、スイスで試みられているところでもある。

ヘルプ・ザ・ホスピスのデイヴィット・プレイルは、特に高齢者が既存のサービスをますます圧迫してきているので、ケイララ州は諸外国に有益

な教訓を提供していると考えている一人である。「ケイララ州の学生ボランティアは、ボランティア活動が彼らの人生に価値と意味を与えていると考えており、信じられないほどに熱心です。我々自身のコミュニティにも何とかしてこの情熱を再燃させなければなりません。我々がもっと責任感を

図表8

インド	スコア/10	ランク/40
全体スコア	1.9	40
基本的なエンド・オブ・ライフヘルスケアの環境	1.3	39
エンド・オブ・ライフケアの利用可能性	1.3	35
エンド・オブ・ライフケアの費用	1.0	39
エンド・オブ・ライフケアの質	2.9	37

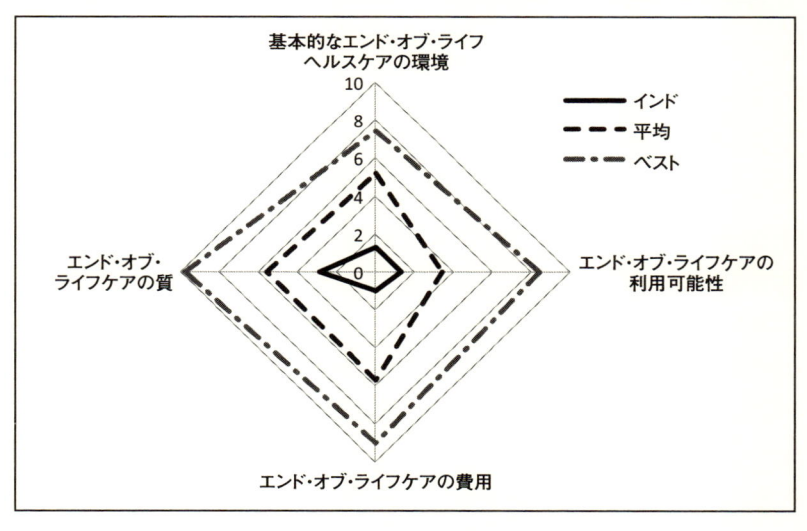

図表9 NNPC 資金提供, 2008-2009

出処	ルピー	米ドル
地域の寄付	6700万（56%）	138万
地方自治体	3000万（25%）	62万
ケイララ州	2000万（17%）	41万
国際機関	300万（2.5%）	6万
総計	12000万	247万

Source: Sallnow et al, "Home-based palliative care in Kerala, India: The Neighbourhood Network in Palliative Care", Progress in Palliative Care, Vol18 No 1, 2010. US$ conversion by EIU at 2009 average exchange rate.

持ってコミュニティを力づけ、死に向かうことを単に医学的問題としてではなく人間の問題として考えるようになれば、将来に向けてのよい兆しだといえるでしょう」と彼は言う。

長期入院患者がバランスを変える

　エンド・オブ・ライフケアの賛同者たちは、終末期の患者にとって緩和ケアの方が伝統的な(traditional)治療よりも費用がかからないことがある、というエビデンスをしばしば挙げる。確かにエンド・オブ・ライフケアは、地域社会や在宅でのケアの割合を増やすことで、入院費や緊急入院に関連する費用を減らすことができる。特に米国では、重要な医療保険制度改革法案が最近可決したことで、ヘルスケアの費用削減が政治的議題となり、緩和ケアのこの問題が議論の焦点になりそうである。「絶好の機会です」、と緩和ケア推進センターのマイア博士は述べる。「ここでの議論は、質の改善と費用の抑制の問題を明確に処理するものでなければなりません。緩和ケアは確実にその両者を達成してきました」。

　スペインでは、エンド・オブ・ライフケアが財政的にプラスに働くというエビデンスが得られている。ある研究によれば、従来の病院治療から緩和ケアへの転換、在宅ケアの増加、および救急救命室の利用を減らすことによって2006年には、1992年の研究で報告された支出と比較して61%の経費削減をもたらした[18]。マイア博士によれば、世界各国で実施された研究でも同様の結果である。「同じような患者を対象に緩和ケアを受ける群と受けない対照群とを比較すると、緩和ケアを受ける群ではかなりの費用が削減される、ということが、さまざまな背景のもとで実施されたすべての研究によって示されています」と彼女は言う。

　しかし、エンド・オブ・ライフケア自体は、処置についても、一日あたりの入院費用についても入院治療よりも安く済むかもしれないが、人々が長生きし、死ぬまで数年にわたって病気の状態で過ごす可能性が高くなるにつれ

て、ヘルスケアの総支出に占めるエンド・オブ・ライフケアの費用は急増しそうである。さらに、がん患者のケアにかかる費用と、がん以外の疾患の患者のケアにかかる費用とでは、後者の患者はケアを長期間にわたって必要とする傾向があり、大きな差がある。**ランド研究所**（Rand Corporation）の研究によれば、英国では、がん患者が亡くなるまでの一年間にかかるケアの費用は、患者一人当たり約14,000ポンド（21,200米ドル）であるが、臓器不全を抱えた患者では19,000ポンド近く（28,800米ドル）にものぼる[19]。

「明らかに、費用と密接に関係しています」とヘルプ・ザ・ホスピスのプレイル氏は言う。「緩和ケアをがん患者以外に提供するのはより一層難しいのです。というのはがんの予後はそれ以外の疾患よりも科学的に予測できるからです」。他の病気を患っている人の場合、予後の予測はそんなに簡単ではない、と彼は言う。「治癒の見込みがない状態の患者に、より長い期間にわたってケアを提供することになる可能性が高いので、費用がより多くかかることになるでしょう」。

ブラウン大学老年学ヘルスケア研究センター（the Center for Gerontology and Healthcare Research at Brown University）の計量経済学者で医療経済学者のペドロ・ゴウザロウ（Pedro Gozalo）によると、米国でホスピスケアサービスを受けている人数は、入院・在宅にかかわらず、1990年代後半に30万人だったのが100万人にまで急増している。増加した患者のほとんどは、がん以外の疾患の患者である。ゴウザロウ氏は次のように言う。「100万人のうち20％が【がん以外の診断で】ホスピスケアサービスを受けると考えてみてください。これはたいしたことではないように思えるかもしれませんが、100万人のうち20％ががん患者よりも3ヶ月から4ヶ月ほど長生きするとしたら、必要な費用は著しく増加することになります」。

米国のメディケアは、患者が末期疾患で、余命が6ヶ月以内であることを想定し、在宅・入院ケアの4つのレベルに基づいて、一日あたり一定額をホスピスの提供者に支払う。**メディケア支払諮問委員会**（the Medicare Payment Advisory Commission, MedPAC）は最近この支払い方法を再検討し、2013年か

ら、治療が長く続けば続くほど支払を相対的に低くするシステムへの修正を勧告している。委員会は議会への2009年の報告書で、現在のシステムはホスピス提供者に長期療養患者を収容するインセンティブを与えており、「[それが]いくつかのホスピスでの不適切な給付金の利用につながっているかもしれない[20]」とさえ指摘した。最近可決された医療保険制度改革法もまた、長期にわたる緩和ケアへの資金援助に影響するかもしれない。

国によって違いはあるかもしれないが、死にいたるパターンが変化し続けているので、がん以外の患者からのホスピスケアを求める声が高まっており、それが、医療経済学者や資金提供をする人々に、新しい支払いモデルを見つけるよう迫るであろう。

注

12　Hospice accounts: Analysis of the accounts of UK independent voluntary hospices 2005-2008, Help the Hospices, June 2009.

13　"The End of Life Care Strategy one year on: extra investment must get through", Help the Hospices, July 2009.

14.　"Reform of drug control policy for palliative care in Romania", The Lancet, June 24th 2006.

15　"Palliative Care Symposium for Health Care Workers in Chinese Population", Chinese University of Hong Kong press release, December 12th 2009.

16　The evolution of palliative care programmes in North Kerala, Indian Journal of Palliative Care, 2005.

17　Unbearable Pain: India's Obligation to Ensure Palliative Care, Human Rights Watch, October 2009.

18　Resource consumption and costs of palliative care services in Spain: a multicenter prospective study, Journal of Pain and Symptom Management, 2006.

19　The potential cost savings of greater use of home- and hospice-based end of life care in England, Rand Corporation, 2008.

20　Report to the Congress: Medicare Payment Policy, MedPac, March 10th, 2009

4. エンド・オブ・ライフケアにおける政策上の問題

政府の認識

　ここまで見てきたように、緩和ケアの重要性を認識した先進的な政策を持つ地域が、例えば、州規模の公的な政策があるインドのケイララ州や、緩和ケアが政策の優先事項であるウガンダといった、思いもよらないところで現れているのに、先進国においてすら、政策の格差が依然として存在する。

　エンド・オブ・ライフケアの重要性を認め、それをヘルスケアと医学教育政策の中にとりいれている国は世界でも少数である。死の質指数の「利用可能性」部門の指標の一つは、「政府主導の国家的緩和政策の有無」であり、それはその国がそのようなケアに特化した公的な戦略を有しているかどうかを示している。死の質指数で評価した40カ国のうち、29カ国にはそうした戦略がなく、国家レベルでの政策が実施されているのは7カ国だけ——オーストラリア、メキシコ、ニュージーランド、ポーランド、スイス、トルコ、英国——、そういった政策が立案過程にあるのが4カ国——オーストリア、カナダ、アイルランド、イタリア——である。

　英国は、保健省が2008年にイングランドの**エンド・オブ・ライフケア戦略**を公表して、国家戦略を整備した。ニュージーランドとオーストラリアも強力な政策的支援をエンド・オブ・ライフケアに行っており、ニュージーランド保健省は2001年に最初の緩和ケア戦略を公表し、オーストラリアは2000年に**緩和ケア国家戦略**(National Palliative Care Strategy)を承認した。「最

も重要なことは、1988年以来、緩和ケアはオーストラリアヘルスケア協定の特定項目になっていることです」、と**キャンサー・オーストラリア**のカロウ博士は言う。

一方、政府の動きとは別に、緩和ケアを定義し、より質の高いエンド・オブ・ライフケアとそれへのアクセスを実現するための最善の方法について意見をまとめる様々な努力がなされてきた。例えば米国では、**質の高い緩和ケアの全米コンセンサスプロジェクト**（National Consensus Project for Quality Palliative Care）のために様々な組織が集まり、**質の高い緩和ケアのための臨床ガイドライン**（Clinical Practice Guideline for Quality Palliative Care）の二つの版（2004、2009）が作られた。これらが臨床家・政策立案者・消費者のための**全米医療の質フォーラム優先行為**（National Quality Forum Preferred Practices）というガイドラインのための基礎となった。

カナダでは、**質の高いエンド・オブ・ライフケアカナダ連合**（the Quality End-of-Life Care Coalition of Canada）が、2000年、カナダでのエンド・オブ・ライフケアのための行動計画を策定し、最近次の版として、過去10年間の発展を評価する報告書を発表した[21]。

ヨーロッパでは、EUはこの領域での政策立案をEU各国政府に委ねている。2003年にヨーロッパ評議会は45の加盟国のすべての厚生大臣によって採択された緩和ケアについての勧告を承認した[22]。「それは非常に価値のある多くの勧告・要求・声明を含む素晴らしい文書です」とEAPCのラートブルフ教授は言う。「この文書は各国政府に向けられたものです。各国政府はこれを考慮に入れるべきですが、実際に行っているのはごく少数の政府に限られています」。

また、政策声明やその他の文書は、必ずしもエンド・オブ・ライフケアの質と利用可能性を保障するものではない、と論じる者もいる。例えば、トルコには国家戦略があるが、死の質指数のすべての部門で概して順位が低い。グラスゴー大学のクラーク教授は、緩和ケアが1997年に法的権利として法制化されたハンガリーの例を挙げる。「ハンガリーは、緩和ケアへの権利を

法的に承認したことで利益を得ています」と彼は言う。だが彼は、権利が保障される範囲に問題があると指摘する。これが死の質指数に反映している。すなわち、ハンガリーのスコアは全体としては比較的高いが、利用可能性の部門では29位である。とりわけ、緩和ケアに法的承認を与えるという異例の措置をとってきているにもかかわらず、ハンガリーにはエンド・オブ・ライフケアの国家戦略がない。

　クラーク教授は、政策方針は重要であるが、サービスの発展の裏付けがあって初めてそれに価値があると考えている。「緩和ケアをこうした政府高官による政策声明に盛り込むことの象徴的な文言に多くの関心が集まっています。しかし、それはまた政策の本流に入っていかなければならず、また資金調達や償還プログラムに結びついていかなければなりません。ほとんどの国が、政府高官による政策声明を現場での実際の活動や投資に結び付けようと取り組んでいるところです」と彼は述べる。

オピオイドの利用可能性と使用

　疼痛管理をうまく行うことは、我々が知っている全てのこと、つまり、そこにある社会的な問題やスピリチャルな問題、文化的な問題を呼び込むことへの門を開きます」、と**ホスピス・アフリカ**の設立者アン・メリマンは言う。「疼痛管理をすることで、人びとは考えを変え始めることができます」。しかし、ほとんどの専門家がメリマン博士に同意するだろうが、疼痛管理の薬剤を利用できるかどうかは、世界各国で非常に異なっている。

　死の質指数では、オーストラリア、カナダ、デンマーク、ルクセンブルク、オランダ、ニュージーランド、ポルトガル、スウェーデンの8カ国がこの評価に関して首位を分かち合っている(図表10参照)。しかしながら、世界の多くの地域では、疼痛に苦しむ患者が、嘆かわしいほど貧弱な薬剤の利用可能性に直面している。WHOによれば、強度あるいは中程度の痛みをコントロールする薬剤を十分に利用できないか全く利用できない国に住んでいる人は約50億人いる[23]。

この理由の一部は、モルヒネの販売を制限している麻薬管理法の複雑さにある。「最も大きな問題の一つは、多くの国がオピオイドの使用をほとんど不可能にするほど、政府が違法薬物の使用について、懸念しているということです」と**国際エンド・オブ・ライフ・ケアオブザーバトリー**のシーラ・ペインは言う。

　インドでは特に規則が厳しく、鎮痛剤の利用可能性の指数で最下位である。パリウムインディアのラージャゴパル氏によれば、人口の1%未満しかオピオイドを利用できていない。「法的にはどの医師であっても処方できるのですが、認可制度が非常に複雑で、過失に対する処罰が非常に厳しくて、薬局が仕入れておかないのです」。

　ラージャゴパル博士は少しの看護師や医師しかモルヒネの投与の仕方を知らないというような別の障壁を指摘する。「仮に利用可能になったとしても、医師が使い方を学ばなければなりません」と彼は言う。**ヒューマン・ライツ・ウオッチ**(Human Rights Watch)は、インドの大きながん専門病院でさえ、モルヒネやその他の鎮痛剤を処方する教育研修を受けたスタッフがいない、という実情を明らかにした[24]。

　いくつかの国では、少なくとも法律面で、この問題に取り組み始めている。例えば、この評価の指標で比較的高くランクされている中国は、1992年にがん疼痛緩和政策を採択した。モルヒネとその他のオピオイドの使用制限を緩和し、新しいオピオイド鎮痛剤の製造販売を増やし、病院が鎮痛剤を得るのをより容易にした[25]。「以前と比べて、疼痛緩和の処置を受けるのはずっと容易になっています」と中国ライフケア協会事務局長(Secretary-general, Chinese Association for Life Care)のルーオウ・ジー‐ランは言う。

　2005年にルーマニアは、WHOおよびウイスコンシン大学疼痛と政策研究グループと協力して、疼痛管理に用いられる薬剤の使用を制限する麻薬政策を見直した。一方、鎮痛剤の使用が一般に制限されていない台湾医学界は、ヘロインの代償療法に使われるメタドンをさらに広範に使用することを認めるよう政府に働きかけている。「よいホスピスは三つの強力な麻薬を備えていなければなりませんが、我々には二つしかありません」とツージー大学ハートロータス・ホスピス(Heart Lotus Hospice)の准教授で医師のインウエイ・ワンは言う。「しかし二種類使えるだけでも、ほとんどの国よ

りずっとましです」。

このように進展してはいるものの、2009年のヒューマン・ライツ・ウオッチの報告によれば、モルヒネの供給と流通のための有効なシステムや政策、医療従事者のためのガイドラインや研修が導入されている国はほとんどなく、多くの国には、モルヒネの使用を制限する必要以上に厳しい薬物規制がある。「疼痛治療のニーズと実際に行われていることとの間に非常に大きな隔たりがあるのには多くの理由がある」と報告書の著者たちは言う。「しかしながらそのうちの第一の理由は、人々が苦しんでいるのに受け身で何もしない世界中の多くの政府のあきれ返るようなやる気のなさである」[26]。

図表10　鎮痛剤の利用可能性（モルヒネとそれに相当するもの）

最も高い（秀でている）　　　　　　　　　　　　　　　　　最も低い（劣っている）

5	4	3	2	1
オーストラリア	中国	オーストリア	チェコ	インド
カナダ	ドイツ	ベルギー	ギリシャ	
デンマーク	香港	ブラジル	メキシコ	
ルクセンブルク	ハンガリー	フィンランド	ロシア	
オランダ	アイルランド	フランス	スロバキア	
ニュージーランド	日本	アイスランド	韓国	
ポルトガル	ポーランド	イタリア	トルコ	
スウェーデン	スペイン	マレーシア	ウガンダ	
	台湾	ノルウェー		
	イギリス	シンガポール		
	アメリカ	南アフリカ共和国		
		スイス		

主流のヘルスケアサービスへエンド・オブ・ライフケアを組み入れること

数年前、オーストラリアの西オーストラリア州が終末期専用の独立型ホスピスを閉鎖し、そのサービスをより良いかたちで統合するために病床をいくつかの地域病院に委譲するという決定をした。しかし、他の国では、主流のヘルスケアサービスにエンド・オブ・ライフケアを統合する仕方は、もっ

と雑多である。2006年のIOELCの調査では、より広い主流の医療の提供者と注目に値するレベルの統合を果たしていたのは、調査対象の234カ国中、わずか35カ国(15%)であった[27]。英国はそのパイオニア的役割と広範囲にわたるエンド・オブ・ライフケアの提供で高く評価されているが、依然としてそのホスピス・緩和ケアの大部分は、慈善事業のホスピスが、NHS＊とは独立して所有し運営している施設で提供されている。

慈善の資金により運営される、NHSに属さないホスピスは独立した施設で運営されている別個の存在であるが、NHS傘下のホスピスは、NHS病院自主トラスト敷地内の別の独立した施設であることがある。ヘルプ・ザ・ホスピスのプレイル氏によれば、「他のNHSのホスピスは急性期病院の一部ではなくて、コミュニティサービスの一部になっています。そして、ワイト島のホスピス＊のように、そのなかのいくつかは、慈善団体としての資格を取得するよう求められて来ました」。

南アフリカでは、HIV-AIDSの流行をきっかけに厚生大臣たちは緩和ケアモデルの再考を促されることになったが、緩和ケアの提供は長い間政府の役割ではないと見なされてきた。「国の保健医療や社会福祉事業にかかわる人たちと話をすると、緩和ケアに非常に協力的です」。HPCAのグワイサー博士は言う。「しかし、相対的に資源が限られた状況なので、政府は一次医療一般に目を向け、緩和ケアの基本形態は地域密着型サービスだと考えています」。

しかしながら、グワイサー博士は、より大きな統合のために現在努力がなされていると、言葉をそえる。「我々が行おうとしていることは、ホスピスへ紹介する必要なしに緩和ケアを利用できるよう、緩和ケアもまた、病院や診療所での公的なヘルスケアシステムの一部となるようにすることです」。

---

* 訳注：National Health Service
* 訳注：イングランドの島で、島全体で1つの州をなす。本土から狭い海峡を挟んだ南方に位置する。

4．エンド・オブ・ライフケアにおける政策上の問題　57

　エンド・オブ・ライフケアは世界の他の地域でも発展しているので、この種のモデルが必ずしも見習うべきモデルというわけではない。グラスゴー大学のクラーク教授によれば、とりわけヨーロッパではこのことが当てはまる。「ヨーロッパのほぼ全域で、緩和ケアは、ともかくそれが発展しているところでは、社会運動としてよりはむしろヘルスケアシステムの一部として発展しているのです」。

　優れた例がいくつかある。ポーランドが死の質指数で15位以内に入っている理由の一つは、エンド・オブ・ライフケアサービスが統合されているからだとクラーク教授は考える。「ポーランドは共産主義体制の崩壊以降、サービス開発や、政策、教育に対する統合的な取り組みを行なってきました。エ

図表11

ポーランド	スコア/10	ランク/40
全体スコア	6.0	15
基本的なエンド・オブ・ライフヘルスケアの環境	5.3	25
エンド・オブ・ライフケアの利用可能性	4.8	10
エンド・オブ・ライフケアの費用	6.8	15
エンド・オブ・ライフケアの質	6.8	13

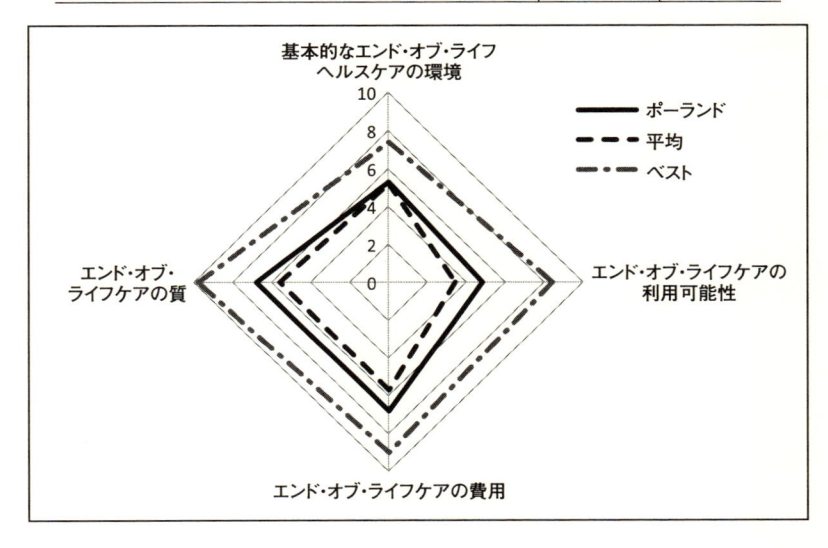

ンド・オブ・ライフケサービスを国中で展開し、緩和医療を認定し、しっかりした研修プログラムを開発してきました」。

一方、オーストラリアでは、エンド・オブ・ライフケアを急性期医療により全面的に統合するため多くのことがなされて来た。「一般に独立型ホスピスの病床数は減っています」とキャンサー・オーストラリアのカロウ博士は言う。「少なくとも同じ敷地内にサービス施設を近接して配置することが、重要だと理解されています」。オーストラリアの教育病院のほぼ90%が構内に緩和ケア施設を持っており、その割合は米国や英国よりずっと高い、と彼は付け加える。

バース大学のケリヒア(Kellehear)教授は、ホスピス運動は、[主流のヘルスケアサービスと]統合することや、グリーフカウンセラーやコミュニティワーカーのような専門家との提携といった、必要とされる類の提携についてもっと幅広く考える必要がある、と主張する。「エンド・オブ・ライフケアサービスと公衆衛生サービスとのパートナーシップはお互いの仕事の価値を高めるために結ぶべき重要なつながりです」。

ウガンダ：アフリカの灯台

サハラ以南のアフリカにおけるHIV-AIDSの急速な拡大で、アフリカ大陸での緩和ケアの需要と供給のギャップは開いたままである。しかしながら、ウガンダで発展したモデルは、適切な財政的支援と政策的支援があれば、何が可能であるかを示している。

ホスピス・アフリカ・ウガンダ(Hospice Africa Uganda)は、1993年に設立された。もともとはカンパラのンサムビャ(Nsambya)病院がその組織に貸し出した2つの寝室のある家から始まった。今ではアフリカでのエンド・オブ・ライフケアの最もうまくいった例の一つと見られている。主としてホスピス・アフリカ・ウガンダの取り組みの結果、ウガンダ政府は鎮痛法と緩和ケアを在宅ケアパッケージの中に入れている[28]。

ウガンダ政府からの財政的支援は少ないが（ホスピス・アフリカ・ウガン

ダは慈善の寄付で支援されており、その多くは英国や他の先進国からのものである)、医師が患者に鎮痛剤を提供することが政策的支援によって可能とされてきた。「緩和ケアは、2000年以来、ウガンダの優先事項でした」とホスピス・アフリカの設立者アン・メリマンは言う。「それは、保健戦略の一部でした。そのことは緩和ケアがすべてのウガンダ人にとっての欠くことの出来ない診療業務であることを意味しています」。

　ウガンダでの運動が成功した理由は、教育を行ったことにあるともいえる。それはホスピス・アフリカ・ウガンダがその資金の約半分を費やすものである。「我々が緩和ケアを広めるにあたって最も成功した方法は、人材育成でした」とメリマン医師は言う。「我々は1993年に設立するとすぐに医学生への教育を始めました。今日ではそれ以来資格を取得した全ての人が緩和ケアとは何かを知っています。それが大きな違いを生んだのです」とメリマン医師は言う。2002年にホスピス・アフリカ・ウガンダは、通信教育による緩和ケアの教育課程を、マケレレ(Makerere)大学と共同で開設した[29]。

　ウガンダでは、オピオイドの利用と送達についても前進してきている。モルヒネは粉末の形でウガンダに入り、希釈され、その強さに応じて色分けされる。「看護師たちがオピオイドを処方しています。通常は医師だけがオピオイドを処方できるので、これはほとんど前例がないことです」とヘルプ・ザ・ホスピスのデイヴィット・プレイルは言う。「こうした看護師たちは特定のトレーニングを9ヶ月間受けたウガンダ人の看護師です」。

　「ウガンダは、アフリカでの緩和ケアのすばらしいモデルです。国の保健政策に組み込まれ、いくつかの指針となる活動と教育研修プログラムがあり、モルヒネを適切に使用できる」、とグラスゴー大学のデイヴィット・クラークは言う。

　しかし、ホスピス・アフリカ・ウガンダやその他の非政府組織の仕事は素晴らしいのであるが、ほとんどの人々は、エンド・オブ・ライフケアとは無縁のままである。それが指数に反映されていて、ウガンダは、**費用、利用可能性**と**エンド・オブ・ライフケアの質**といった部門になると順位が低くなる。「我々はエンド・オブ・ライフケアを必要とする人の10％未満の人にしか提供できていません。だからその必要性は非常に大きいのです。

ウガンダでなんらかの形でケアを受けることができるがん患者は5％に満たないのです」とメリマン医師は言う。

図表12

ウガンダ	スコア/10	ランク/40
全体スコア	2.1	39
基本的なエンド・オブ・ライフヘルスケアの環境	0.7	40
エンド・オブ・ライフケアの利用可能性	1.5	34
エンド・オブ・ライフケアの費用	2.0	36
エンド・オブ・ライフケアの質	3.1	36

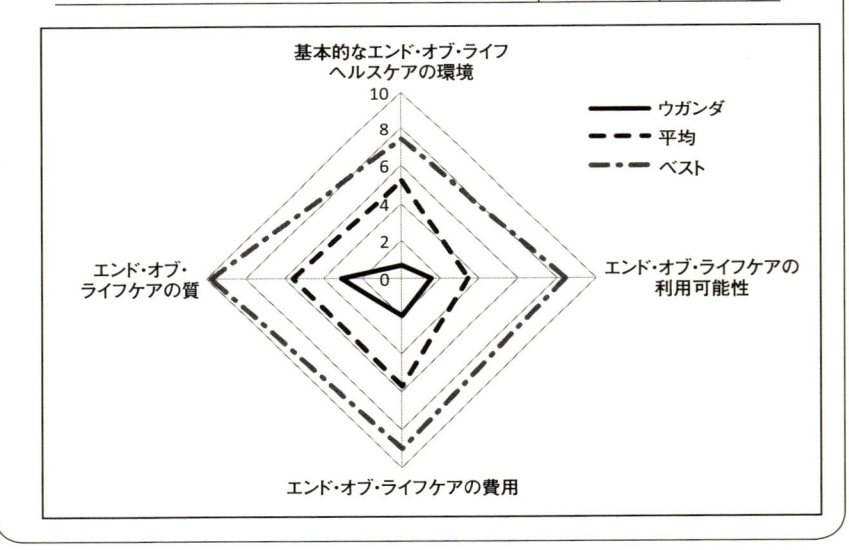

在宅ケアの能力を高める

ホスピスと緩和ケアは、英国での初期のホスピス運動がそうであったように、施設の中で行われるものだとしばしば考えられている。しかし、これは必ずしも事実ではない。例えば、**全米ホスピス・緩和ケア機構**(National Hospice and Palliative Care Organization、NHPCO)によれば、米国では、毎年緩和ケアを受けている70万人の患者のうち、75％以上が自宅で死亡している。

4．エンド・オブ・ライフケアにおける政策上の問題

「一つの建物や独立した施設としてのホスピスケアという考え方は、誤りです」とWPCAのコナー氏は言う。「緩和ケアの大部分はますます在宅医療になってきています」。

ホスピス運動のなかには、シンガポールのように、在宅ケアサービスとして始まったものもある。シンガポールでは1987年にローマカトリック修道会のカノッサ修道女会が草分けとなって、ボランティアによる在宅ケアの新たな取り組みを始めた（これは実際には、宗教と関係なく、最初に**シンガポールがん協会**(the Singapore Cancer Society)のもとで着手され、後に**ホスピスケア協会** Hospice Care Association となり、**HCA ホスピスケア**(Hospice Care)と名称が変わった）。その間、多くの開発途上国では、緩和ケアを行う社会基盤に対する財政的支援がないため、やむをえず在宅ケアが行われている。

しかしながら、プロではない人による地域密着型のケアは、支援サービスがなければ、適切なペインコントロールやカウンセリングをしないまま患者を放置することになりかねない、とHPCAのグワイサー博士は強調する。「重要なことは、専門職でない人が、ある人の家庭に訪問しようとする場合、緩和ケアの研修を受けたことがあるようにするために、在宅ケア協会等でその能力を培っておくことです」と彼女は言う。

自宅で完全なホスピスサービスが提供されるということになると、かかる費用は入院でのケアより大幅に削減されるということには必ずしもならない。EAPCのラートブルフ教授は、新たな立法によって在宅ケアに保険給付が認められたドイツの例を挙げる。「在宅で十分にケアを提供するには一日あたり約200ユーロかかりますが、それはホスピスで請求されるのと同額です」と彼は言う。

ゆくゆくはテクノロジーがこの状況を変えることができるかもしれない。まず、世界で最も貧しく、最も遠隔の田舎で、携帯電話がエンド・オブ・ライフケアと人々を結びつけるのに一役買っている。「携帯電話はとてつもなく状況を変えています」とホスピス・アフリカのメリマン博士は言う。「ほとんどすべての人が、携帯電話を持っている自分の近くの人に連絡をとること

ができます。我々は24時間体制で、電話をもらえば、折り返し連絡します」。

　台湾では、医療従事者たちは長い間、在宅の患者にホスピスの医師と、テレビ電話で連絡してもらうことができていた。そして最近では、患者の状態をインターネット対応の携帯電話でモニターすることができるようになった。「こうした技術のおかげで、患者は自宅で過ごせるようになります」とツージー大学のワーン教授は言う。

　例えば、IBMのソフトウェアを使えば、患者のモニタリングに使う個人用医療機器によって、定期的な検査のデータを個人の健康の電子記録（PHR）に直接送信することができるようになり、医師はもっとタイムリーに患者の状態について情報を受けることができるようになる。これらのシステムはまた、Google HealthやMicrosoftのHealthVaultといった双方向のオンラインアプリケーションと連動して利用可能である。

　デロイト社のケクリー氏は、エンド・オブ・ライフケアにとってそうしたシステムが持つ極めて大きな可能性を指摘する。「ホームモニタリング装置、遠隔医療、また健康指導の一環として家族を活用することができることは、すべて、エンド・オブ・ライフケアの対費用効果をより高め、一層利用しやすく、よりよいものとする技術革新です」。

　またそうした技術の助けによって、より多くの人々がより長く自宅に居て自宅で最期を迎えることができるようになるだろう。これは、より多くの人の自宅で死ぬ権利を擁護する人々にとっては前進だと見なすことが出来るかもしれない。NHPCOの研究によれば、例えば米国では、アメリカ人の80％が自宅で死にたいと希望しているが、毎年240万人の死亡者のうち、実際に自宅で死亡するのは25％に満たない。

教育研修の重要性

　政策的支援やオピオイドの使用といったことに加え、人材育成は、医師や看護師に対する専門教育を提供することから、ボランティアや地域社会

のために働く人々により一層の力を身につけさせることに至るまで、エンド・オブ・ライフケアの利用を拡大するに当たって不可欠な要素である。エンド・オブ・ライフケアが取り組まねばならない幅広い問題を考えるとカウンセリングのような別の領域の教育研修もまた重要である。

「我々が緩和ケアを広めるにあたって最もうまくいったのは人材育成です」。ホスピス・アフリカのアン・メリマンは言う。「我々の労力と資金の50％は人材育成に費やしています」。

メリマン博士の取り組みは慈善の資金援助と国際的な助成金によって支援されているが、いくつかの国は、しっかりした教育プログラムで政策的支援を補強している。例えば、オーストラリアでは1980年代から専門の教育プログラムが利用可能となっている。カナダには専門の教育プログラムはないが、17のメディカルスクールすべてでコアコンピタンスの開発を目標としたカリキュラムを作成してきた。カナダホスピス緩和ケア協会のシャロン・バクスターによれば、現在、社会福祉学校と看護学校の健康関連カリキュラムに、緩和ケアの内容を組み込む作業をしているところであるとのこと。

当然のことながら、指数のエンド・オブ・ライフケアの質部門で順位の低い国々は、研修についても成績が悪い。その中には中国やインドが含まれる。中国ライフケア協会のルーオウ・ジー-ランによれば、中国では、研修に対する政府の財政的支援はない。一方、インドでは、緩和ケアも疼痛治療も政府の優先事項ではないから、こうしたサービスを提供するのに必要な研修を医療従事者たちが受けない、という事実をヒューマン・ライツ・ウオッチは強調している。

とはいえ、先進国においてさえも、エンド・オブ・ライフケアの研修は、十分に確立しているとはいいがたい。「ほとんどの国の医療専門家の大多数が緩和ケアのスキルを持っていないので、基礎レベルから始めることになるため、依然として問題があります」とWPCAのスティーブン・コナーは言う。

注
21　10 Years Later: A Progress Report on the Blueprint for Action, Quality End-of-Life

Care Coalition of Canada, January 2010.
22 Recommendation REC 24 (2003) of the Committee of Ministers to member states on the organisation of Palliative Care, Council of Europe, 2003. The Council now has 47 members.
23 "Access to Controlled Medications Programme", World Health Organization Briefing Note, February 2009.
24 Unbearable Pain, op. cit.
25 People's Republic of China: Status of Cancer Pain and Palliative Care, Journal of Pain and Symptom Management, 1996.
26 "Please, do not make us suffer any more", Human Rights Watch, 2009.
27 IOELC, op. cit.
28 Preventing chronic diseases: a vital investment, World Health Organization, 2005
29 IOELC, op. cit.

5．結論

　エンド・オブ・ライフケアにもっと資金援助が必要であるということに反対する人はほとんどいないだろうが、金銭だけがエンド・オブ・ライフケアの利用可能性や質向上にとっての唯一の障壁というわけではない。多くの要因——文化的なタブーやエンド・オブ・ライフケアへの理解不足から、一部の国における人口の地理的な分散や米国のような地域での生命維持医療技術の無意味な使用に至るまで——がこの分野の発展を妨げている。

　もちろん、十分な財政的援助は重要である。特に、財源が不足していて競合する諸問題が大きいため、しばしばホスピスと緩和ケアサービスに費やす資金がほとんど残されていない開発途上国ではそうである。また、政府高官による政治的なコミットメントは、組織的な政策とかみ合っている限り、極めて重要な役割を果たす。オピオイドの使用を改善する法律は、——それを処方する医師や地域社会のために働く人への教育と同様に——世界中の多くの人々が、苦しんだまま放置されて死ぬべきでないとするならば、極めて重要であろう。基本的な医薬品を使用しない戦略は、ケアを必要とする人々の助けにならないだろう。科学技術もまた、医師が患者の状態を遠隔で管理するのを助け、もっと多くの人がもっと長く自宅にいられるようにするかもしれない。

　しかしながら、人的な要因を過小評価すべきではない。なぜなら、エンド・オブ・ライフケアは医学的治療や鎮痛剤よりはるかに多くのことに関わっているからである。確かに、訓練された医師や看護師がいないということは死

の質を改善することにとっては障害である。しかし、エンド・オブ・ライフケアは多職種による取り組みでなければならない。死が視野に入ってくると複雑な心理的問題が生じてくる。特に、子供の死の場合にはそうである。そしてカウンセリングは死んでゆく人に対してだけではなく家族に対しても必要である。それは死後、悲嘆の過程にまで広がる微妙な個人的ケアを要する。そうしたサービスの費用を数字や金額で測るのは難しい。

　このことが、資金援助のモデルを考えるに当たって問題となる。特に、現在の医療制度が結果よりも一つ一つの処置について医療提供者に報酬を与え、そしてホスピスは通常はケアの長さとは無関係に一日あたりで支払われる米国では問題である。ますます多くの人々が慢性疾患をかかえて長生きするようになれば、これを反映する支払いモデルを考え出さなければならないことになるだろう。政府が家族により大きく頼るようになるにつれ、政府は家族の世話をするために仕事をやめる個人個人に対する機会費用の問題にも取り組まなければならないだろう。

　それゆえ多くの人々は、献身的なボランティアのチームが在宅の患者にサービスを提供しているインドのケイララ州で提供されているような地域密着型のケアに重要な役割を認めている。在宅ケアは望ましく費用がより手頃であるとみられているが、入院患者に提供されるケアの質に匹敵するものにさせるには、慢性疾患に苦しむ患者が在宅で質の高いケアを受けることが出来るのに先立って、相当な教育研修が求められている。

　政府と医療者は、時間と戦っている。——エンド・オブ・ライフケアの社会基盤をどれだけ迅速に強化できようとも、こうしたサービスを必要とする年齢や状況に市民がなっていくさらに速いペースには対応できないかもしれない。だから、エンド・オブ・ライフケアが人権として国の政策や国際的な政策に正式に記されることを求める声が世界中あがっているのだが、現実には——仮にエンド・オブ・ライフケアがそうした地位を得るとしても——世界の多くの人々にとっては、そうした約束事は紙の上にだけ存在することになるだろう。

付録：指数の算出要領

　死の質指数は世界40カ国のエンド・オブ・ライフケアサービスの現況を評価するものである。

　指数は、２４の別々の指標(indicator)から成る４つの部門、すなわち、基本的なエンド・オブ・ライフヘルスケアの環境、エンド・オブ・ライフケアの利用可能性、エンド・オブ・ライフケアの費用、およびエンド・オブ・ライフケアの質、それぞれにわたって、評価値を与える。指標は３つのカテゴリーに分類する：

　量的指標：24個の指標のうち11項目は、例えば、平均寿命、医療経費の対GDP比といった、量的データに基づくものである。

　質的指標：10項目は、各国のエンド・オブ・ライフケアの基準の質的評価である。例えば、「エンド・オブ・ライフケアについての国民の認知度」は、ほとんど知らないあるいはまったく知らない場合には１、よく知っている場合には５という５段階のスケールで評価する。

　状態指標：３項目は、評価内容の実情を問う指標である。例えば、「政府主導の全国規模の緩和ケア戦略がある」という指標がそれで、「はい」「いいえ」「計画中」という３つの形で回答する。

データソース

　エコノミスト・インテリジェンス・ユニットの研究チームが2010年２月の指数のためのデータを収集した。可能な場合は常に、公的機関により公

表されているデータを使用した。主要な入手先は世界保健機構(WHO)、国際医療企業グループ(international health industry groups)、各国の統計局(national statistical offices)である。情報入手先のリストはこの付録の末尾に掲載した指標の一覧表に挙げてある。

指標の標準化

各国の総スコアを得るだけでなく国別のデータ点数を比較できるようにするためにプロジェクトチームはまず収集データを比較できるようにしなければならない。

このために、量的指標は0から10のスケールで、"基準に合わせて統一"し、この指標は最高の国の点数10と最も悪い点数0をとるデータ値の標準偏差である。

質的指標はスコアが0と10の間になるように分布に新しい基準値を設定することでその基準に合わせて統一した。例えば"政治的な不安定リスク"は0から100の範囲における評価の点であり、さらにこの評価点を10で割ることによって基準に合わせた。

状態指標は2値(あるいは3値)の評価として基準に合わせた。例えば、"政府主導の国家規模の緩和ケア政策があること"は"はい"が10点になる。また、"計画中"は5点、"いいえ"は0点である。

指数の算出

死の質指数は基になる全ての指標の総計点である。指数は、──(例えば、基本的なエンド・オブ・ライフヘルスケアの環境という)各々の部門に点数を与え──部門ごとに集計する。次に部門のスコアを複合し、総合的にまとめる。

部門のスコアを作るために、おのおのの基になる指標は与えられた重みづけ(ウエート)により集計する。部門のスコアはさらに0から10のスケール値に再計算する。

付録：指数の算出要領　69

オーストラリア"基本的なエンド・オブ・ライフヘルスケアの環境"部門スコアの計算例

指標	基準に合わせた指標スコア		ウエート		重みづけしたスコア
政治的不安定リスク	8.50	×	5.00%	=	0.43
一人当たりのGDP（購買力平価における米ドル）	6.70	×	7.50%	=	0.50
老年依存人口比率	5.09	×	7.50%	=	0.38
平均寿命	9.85	×	7.50%	=	0.74
医療費（対GDP比）	4.50	×	15.00%	=	0.68
事故死を除く死者1000人あたりの病床数	3.08	×	7.50%	=	0.23
事故死を除く死者1000人あたりの医師数	6.74	×	10.00%	=	0.67
事故死を除く死者1000人あたりの看護師数	6.15	×	10.00%	=	0.62
保健医療への社会保障支出	0.00	×	15.00%	=	0.00
公的年金の保障範囲	9.22	×	15.00%	=	1.38
基本的なエンド・オブ・ライフヘルスケアの環境（重みづけしたスコアの合計）					5.63

　指数の全体スコアは部門のスコアと同じ仕方で計算される——すなわち0から10のスケール値に再計算され、重みをづけした部門のスコアの合計と同じ仕方で計算されている。例は以下に示す。

オーストラリアの全体スコアの計算例

指標	基準に合わせた部門スコア		ウエート		重みづけしたスコア
基本的なエンド・オブ・ライフヘルスケアの環境	5.63	×	20.00%	=	1.13
エンド・オブ・ライフケアの利用可能性	6.91	×	25.00%	=	1.73
エンド・オブ・ライフケアの費用	9.00	×	15.00%	=	1.35
エンド・オブ・ライフケアの質	9.13	×	40.00%	=	3.65
総合スコア（重みづけした部門スコアの合計）					7.86

部門、指標および指数におけるそれらの重みづけの一覧表

指標	単位	情報源	ウエート
基本的なエンド・オブ・ライフヘルスケアの環境	0-10 評価、10=ベスト	このセクションにおける指標スコアの重みづけされた合計	20.00%
政治的不安定リスク	1-100の評価、100=最高リスク	EIUリスクブリーフング	5.00%
一人当たりのGDP（購買力平価における米ドル）	（購買力平価における米ドル）	EIU国別データ	7.50%
老年依存人口比率	%	EIU国別データ	7.50%
平均寿命	年	米国国勢調査局国際データベース	7.50%
医療費(対GDP比)	対GDP比	WHO統計情報システム	15.00%
事故死を除く死者1000人あたりの病床数	事故死を除く死者1000人あたりの病床	WHO/EIU算出	7.50%
事故死を除く死者1000人あたりの医師数	事故死を除く死者1000人あたりの医師	WHO/EIU算出	10.00%
事故死を除く死者1000人あたりの看護師数	事故死を除く死者1000人あたりの看護師	WHO/EIU算出	10.00%
保健衛生への社会保障支出	一般政府支出における割合	WHO	15.00%
公的年金の保障範囲	割合	的確な労働者のためのOECD参加データ諸国家資料	15.00%

指標	単位	情報源	ウエート
エンド・オブ・ライフケアの利用可能性	0-10 評価、10=ベスト	このセクションにおける指標スコアの重みづけされた合計	25.00%
65歳以上人口100万人に対するホスピス・緩和ケア利用可能性	65歳以上100万人に対するエンド・オブ・ライフケア施設	EIU算出	35.29%
エンド・オブ・ライフケア支援ボランティア利用可能性	1-5評価	国固有の緩和ケア労働力報告のボランティア数に基づく評価	23.53%
エンド・オブ・ライフケアを受けた死者の割合	1-10評価	専門家へのインタビュー／EIU概算	17.65%
政府主導国家的緩和政策の有無	（有り/計画中/無し）	保健省発行文献	23.53%

付録：指数の算出要領　71

指標	単位	情報源	ウエート
エンド・オブ・ライフケアの費用	0-10評価、10=ベスト	このセクションにおける指標スコアの重みづけされた合計	15.00%
エンド・オブ・ライフケアに対する公的支援利用可能性	1-5評価	ヨーロッパ緩和ケア協会、インタビュー	40.00%
エンド・オブ・ライフケアに対する患者の経済的負担	1-5評価	EIU算出	50.00%
エンド・オブ・ライフケアに対する患者の週当たりの平均費用	USドル／週	インタビュー、出版物	10.00%

指標	単位	情報源	ウエート
エンド・オブ・ライフケアの質	0-10評価、10=ベスト	このセクションにおける指標スコアの重みづけされた合計	40.00%
エンド・オブ・ライフケアの認知度	1-5評価	保健省、国の緩和ケア援護組織	25.00%
医科大学におけるエンド・オブ・ライフケアの教育	1-5評価	ヨーロッパ緩和ケア協会	10.00%
鎮痛剤利用可能性	1-5評価	ペインポリシーセンターの対需要消費比較、インタビュー、緩和ケアヨーロッパアトラス	10.00%
エンド・オブ・ライフケア提供者の許認可	（はい／いいえ）	"Palliative Care in the European Union" (2008年5月)	15.00%
医師患者関係の透明性	1-5評価	インタビュー、出版物	20.00%
エンド・オブ・ライフケアに対する政府の態度	1-5評価	保健省出版物	10.00%
DNR政策	（はい／いいえ）	Alzheimer Europe Assessment, Aug 2009	10.00%

訳者あとがき

　死をめぐる議論は宗教や哲学を中心に数千年の歴史を持つが、昨今は、社会学者や医療者の間で、医療や介護の視点から、良い死、よい死に方等、死の質の問題が問われはじめている。死亡者の多くを長寿高齢者が占める時代が、そうした良い死、よい死に方を求めているともいえるが、個人を取り巻く文化や社会状況、あるいはそこに生きる個人そのものの価値意識が必ずしも一様でない状況下でその解答を求めることはなかなか困難である。死あるいは死にゆくこと、その「質」をとらえる枠組みをどのように設定すべきか、そもそも死の質の議論で、死あるいは死にゆく過程に在る、何をとらえれば質への議論を進めることができるのか。いきおい、死という出来事をめぐる個人の思いに手掛かりを求める調査研究が多くなってくるのは当然のことであろう。過去の文献をさかのぼると患者個人に視点を定めた調査研究は、死あるいは死にゆくことが、ある特定の患者にとって満足のいくものであったか否かという、主観的なものを、後ろ向き調査で、遺族等、関係者に問うといった類のもの(Curtis et al.2002)[1]が多いが、近年は医療施設・設備等の環境条件、患者の身体的心理的状態、家族関係や経済状態、遺言等の死後の準備状況等々の患者の状態条件、病名告知の適切性や治療方法の選択、あるいは医師患者関係にまつわる終末期ケアの質的条件等、客観的な要素を大幅に取り込んで、個人の死の質を、いわば外側から推測する方法(袖井、2007)[2]等、調査研究の枠組みの提案・検討も見られるようになってきている。

　今回紹介するEIUの試みは、特定個人の死の質を直接対象としたものとは

異なり、国レベルの一般的な状況から死の質の評価を試みたものである。本文を読まれた方はすでにお分かりのように、本報告書は、主観的、個別的なものを排除し、死にゆく人に対する、エンド・オブ・ライフケアの体制そのものに問題を限定し、国家レベルでの比較検討を試みたものである。調査すべき事柄を4つのカテゴリーに分けそれぞれの領域に然るべきウエイトを与え、集計結果を基に死の質の評価を導き出している。即ち、保健衛生に対する社会保障費の支出額、事故死を除く1,000人当たりの病床数や医療費等の①基本的なエンド・オブ・ライフヘルスケアの環境、65歳以上の人口100万人に対するホスピス・緩和ケアの利用可能性や、政府主導の緩和政策の有無等からみた②エンド・オブ・ライフケアの利用可能性、エンド・オブ・ライフケアに対する患者の経済的負担一般、エンド・オブ・ライフケアに対する公的支援利用可能性等の③エンド・オブ・ライフケアの費用、鎮痛剤の利用可能性、医師患者関係の透明性等の④エンド・オブ・ライフケアの質、の4領域の総計として各国のエンド・オブ・ライフケア体制を点数化して評価している。日本は総合評価で40カ国中、23位、基本的なエンド・オブ・ライフヘルスケアの環境では2位、エンド・オブ・ライフケアの利用可能性は28位、エンド・オブ・ライフケアの費用は31位、エンド・オブ・ライフケアの質は21位である。これはあくまでもエンド・オブ・ライフケア体制という特定の視点からのものであり、これで死の質の問題すべてをとらえられるとは到底言えないが、こうした観点で死の質の問題を世界規模で調査解析したことは大いに意味がある。当然のことながら、EIUの責任ある者が本文の中でも触れているように死への向き合い方の文化的相違をはじめとする多くの問題が依然としてあるのも事実であろう。

注
1 Curtis, J.R. et al., A measure of quality of dying and death: Initial validation using after-death interviews with family members, Journal of Pain and Symptom Management, Vol. 24, No.1. 17-31.
2 袖井孝子、"QOLからQODへ"、袖井編『死の人間学』、金子書房、2007.

pp.1—20. 死の質の3つの構成要素、あるいは把握検討のための条件の列挙の仕方は、ここでは原著者の挙げる順序を若干変えてある。

　このEIU報告書の翻訳は最初、富山大学大学院医学薬学研究部医療基礎学域哲学研究室教授、盛永審一郎氏の受けた科学研究費、基盤研究B, No.23320001 の研究成果の一部として富山大学『生命倫理研究資料集Ⅶ』（平成25年2月）に掲載された。それに若干の修正を施したものが本訳文である。

　固有名等の日本語表記が不明のものに関しては、訳者らの知人、同僚、友人等多くの方々にもお尋ねした。それでも依然として不確かなものは、大塚孝信他『固有名詞英語発音辞典』三省堂の表記の仕方を参考に、英語圏での発音の仕方で暫定的に記した。

　安田正實氏（千葉大学名誉教授）と水野俊誠氏（慶応大学講師）には数多くの貴重な助言とコメントをいただきました。また、ルーマニア大使館のMs. Silvia Cercheazaをはじめ、訳者らの多くの知人、同僚、友人にもご協力をいただきました。ここに記して感謝の意を表します。出版の便宜を図っていただいた東信堂社長下田勝司氏にも御礼を申し上げます。

平成25年7月

訳者紹介

丸祐一 千葉大学大学院修了 東京大学医科学研究所公共政策研究分野特任助教 法学、生命倫理学

小野谷加奈恵 筑波大学大学院修了 城西国際大学看護学部教授 看護学、生命倫理学

飯田亘之 東京大学大学院修了 千葉大学名誉教授 倫理学、生命倫理学

Economist Intelligence Unit,
The quality of death: Ranking end-of-life care across the world

死の質――エンド・オブ・ライフケア世界ランキング

2013年10月25日　初　版第1刷発行　　〔検印省略〕
　　　　　　　　　　　　　　　　　　　定価は表紙に表示してあります。

訳者 ⓒ丸祐一・小野谷加奈恵・飯田亘之
発行者 下田勝司　　　　　　　　　　印刷・製本／中央精版印刷株式会社

東京都文京区向丘 1-20-6　　郵便振替 00110-6-37828
〒113-0023　TEL(03)3818-5521　FAX(03)3818-5514　　　発行所 株式会社 東信堂
Published by TOSHINDO PUBLISHING CO., LTD.
1-20-6, Mukougaoka, Bunkyo-ku, Tokyo, 113-0023, Japan
E-mail : tk203444@fsinet.or.jp　http://www.toshindo-pub.com

ISBN978-4-7989-1196-0 C3047
ⓒ Yuichi MARU, Kanae ONOTANI, Nobuyuki IIDA

東信堂

ハンス・ヨナス「回想記」	H・ヨナス 盛永・木下・馬渕・山本訳	四八〇〇円
責任という原理――科学技術文明のための倫理学の試み（新装版）	H・ヨナス 加藤尚武監訳	四八〇〇円
原子力と倫理――原子力時代の自己理解	Th・リット 小笠原道雄編	一八〇〇円
死の質――エンド・オブ・ライフケア世界ランキング	加奈恵・小野田亘子訳	二二〇〇円
生命の神聖性説批判	H・クーゼ著 飯田・小野谷・片桐・水野訳	四六〇〇円
メルロ=ポンティとレヴィナス――他者への覚醒	屋良朝彦	三八〇〇円
概念と個別性――スピノザ哲学研究	朝倉友海	四六四〇円
〈現われ〉とその秩序――メーヌ・ド・ビラン研究	村松正隆	三八〇〇円
省みることの哲学――ジャン・ナベール研究	越門勝彦	三二〇〇円
ミシェル・フーコー――批判的実証主義と主体性の哲学	手塚博	三二〇〇円
カンデライオ（ジョルダーノ・ブルーノ著作集 1巻）	加藤守通訳	三二〇〇円
原因・原理・一者について（ジョルダーノ・ブルーノ著作集 3巻）	加藤守通訳	四八〇〇円
傲れる野獣の追放（ジョルダーノ・ブルーノ著作集 5巻）	加藤守通訳	四八〇〇円
英雄的狂気（ジョルダーノ・ブルーノ著作集 7巻）	加藤守通訳	三六〇〇円
ロバのカバラ――ジョルダーノ・ブルーノにおける文学と哲学	加藤守通訳	三六〇〇円
自己〈哲学への誘い――新しい形を求めて 全5巻〉	N・オルディネ 加藤守通監訳	三二〇〇円
世界経験の枠組み	松永澄夫編	各三八〇〇円
社会の中の哲学	松永澄夫編	
哲学の振る舞い	松永澄夫編	
哲学の立ち位置	松永澄夫編	
哲学史を読むⅠ・Ⅱ	浅田淳一・松永澄夫・伊佐敷隆弘・松永澄夫・高橋克也・村瀬鋼・松永澄夫・鈴木泉・松永澄夫編	
言葉は社会を動かすか	松永澄夫編	三二〇〇円
言葉の働く場所	松永澄夫編	三二〇〇円
食を料理する――哲学的考察	松永澄夫	二〇〇〇円
言葉の力（音の経験・言葉の力第一部）	松永澄夫	二五〇〇円
音の経験（音の経験・言葉の力第二部）――言葉はどのようにして可能となるのか	松永澄夫	二八〇〇円
環境――安全という価値は…	松永澄夫編	二〇〇〇円
環境設計の思想	松永澄夫編	二三〇〇円
環境文化と政策	松永澄夫編	二三〇〇円

〒113-0023 東京都文京区向丘1-20-6
TEL 03-3818-5521 FAX 03-3818-5514 振替 00110-6-37828
Email tk203444@fsinet.or.jp URL:http://www.toshindo-pub.com/

※定価：表示価格（本体）+税

東信堂

園田保健社会学の形成と展開	山手茂男編著	三六〇〇円
社会的健康論	須田木綿子	二五〇〇円
保健・医療・福祉の研究・教育・実践	園田恭一	三四〇〇円
研究道　学的探求の道案内	山手恭一・米林喜男編	二五〇〇円
福祉政策の理論と実際（改訂版）福祉社会学研究入門	平岡公一・武川正吾・黒田浩一郎監修	二八〇〇円
認知症家族介護を生きる――新しい認知症ケア時代の臨床社会学	山田昌弘・三重野卓編	二五〇〇円
社会福祉における介護時間の研究――タイムスタディ調査の応用	平岡公一編	四二〇〇円
介護予防支援と福祉コミュニティ	井口高志	五四〇〇円
対人サービスの民営化――行政・営利・非営利の境界線	渡邊裕子	二三〇〇円
社会階層と集団形成の変容――集合行為と「物象化」のメカニズム	松村直道	二五〇〇円
市民力による知の創造と発展――身近な環境に関する市民研究の持続的展開	須田木綿子	二三〇〇円
地球市民学を創る――変革のなかで	萩原なつ子	三三〇〇円
社会学の射程――ポストコロニアルな地球社会学への危機	庄司興吉編著	三三〇〇円
社会的自我論の現代的展開	庄司興吉	三三〇〇円
グローバル化と知的様式――社会科学方法論についての七つのエッセー	船津衛	二四〇〇円
現代日本の階級構造――理論・方法・計量分析	大矢重光・澤修次郎訳 J・ガルトゥング	二八〇〇円
階級・ジェンダー・再生産――現代資本主義社会の存続メカニズム	丹辺宣彦	六五〇〇円
人間諸科学の形成と制度化――社会諸科学との比較研究	橋本健二	三三〇〇円
現代社会と権威主義――フランクフルト学派権威論の再構成	橋本健二	四五〇〇円
観察の政治思想――アーレントと判断力	長谷川幸一	三八〇〇円
	保坂稔	三六〇〇円
	小山花子	二五〇〇円
インターネットの銀河系――ネット時代のビジネスと社会	M・カステル 矢澤・小山訳	三六〇〇円

〒113-0023　東京都文京区向丘1-20-6
TEL 03-3818-5521　FAX 03-3818-5514　振替 00110-6-37828
Email tk203444@fsinet.or.jp　URL:http://www.toshindo-pub.com/

※定価：表示価格（本体）＋税

東信堂

オックスフォード キリスト教美術・建築事典	P&L・マレー著 中森義宗監訳	三〇〇〇〇円
イタリア・ルネサンス事典	J・R・ヘイル編 中森義宗監訳	七六〇〇円
美術史の辞典	P・デューロ他 中森義宗・清水忠訳	三六〇〇円
日本人画工 牧野義雄―平治ロンドン日記	ますこ ひろしげ	五四〇〇円
ネットワーク美学の誕生	川野 洋	三六〇〇円
〈芸術学叢書〉		
芸術理論の現在―モダニズムから	尾崎信一郎編著	四六〇〇円
絵画論を超えて	谷川渥編著	三八〇〇円
美を究め美に遊ぶ―芸術と社会のあわい	藤枝晃雄・荻野厚志編著	二八〇〇円
バロックの魅力	小田中佳子編	二六〇〇円
新版 ジャクソン・ポロック	藤枝晃雄	二六〇〇円
美学と現代美術の距離―アメリカにおけるその乖離と接近をめぐって	金 悠美	三八〇〇円
ロジャー・フライの批評理論―知性と感受	要 真理子	四二〇〇円
レオノール・フィニ―境界を侵犯する新しい種 性の間で	尾形希和子	二八〇〇円
いま蘇るブリア=サヴァランの美味学	川端晶子	三八〇〇円
〈世界美術双書〉		
バルビゾン派	井出洋一郎	二〇〇〇円
キリスト教シンボル図典	中森義宗	二三〇〇円
パルテノンとギリシア陶器	関 隆志	二三〇〇円
中国の版画―唐代から清代まで	小林宏光	二三〇〇円
象徴主義―モダニズムへの警鐘	中村隆夫	二三〇〇円
中国の仏教美術―後漢代から元代まで	久野美樹	二三〇〇円
日本の南画	浅野春男	二三〇〇円
セザンヌとその時代	武田光一	二三〇〇円
画家とふるさと	小林 忠	二三〇〇円
ドイツの国民記念碑 一八一三年	大原まゆみ	二三〇〇円
日本・アジア美術探索	永井信一	二三〇〇円
インド、チョーラ朝の美術	袋井由布子	二三〇〇円
古代ギリシアのブロンズ彫刻	羽田康一	二三〇〇円

〒113-0023 東京都文京区向丘 1-20-6
TEL 03-3818-5521 FAX 03-3818-5514 振替 00110-6-37828
Email tk203444@fsinet.or.jp URL:http://www.toshindo-pub.com/

※定価：表示価格（本体）＋税